Ramiro Calle

El milagro del yoga

editorial 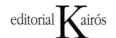airós

© 2020 by Ramiro Calle

© de la edición en castellano:
2020 by Editorial Kairós, S.A.
www.editorialkairos.com

Fotocomposición: Grafime. 08014 Barcelona
Diseño cubierta: Katrien Van Steen
Imagen cubierta: The Picture Art Collection / Alamy Foto de Stock
Impresión y encuadernación: Romanyà-Valls. 08786 Capellades

Primera edición: Septiembre 2020
ISBN: 978-84-9988-754-8
Depósito legal: B 7.085-2020

Este libro ha sido impreso con papel certificado FSC, proviene de fuentes
respetuosas con la sociedad y el medio ambiente y cuenta con los
requisitos necesarios para ser considerado un «libro amigo de los bosques».

Para mis buenos y entrañables amigos,
Rosa Cortés Castrejón, Antonio García Martínez
y Antonio García Cortés

«Ramiro hace su particular interpretación del yoga y la meditación con un sólido anclaje en los saberes tradicionales. Eso le otorga una cohesión, una credibilidad y una robustez espiritual de la que carecen muchos supuestos maestros. Gracias a su práctica continuada del yoga y la meditación, Ramiro logra morar en aquello que siempre es, lo que en la India llaman *sat*».

AGUSTÍN PÁNIKER,
del Prólogo al libro de Ramiro Calle
Autobiografía espiritual

Sumario

Agradecimientos

Mi sentida gratitud para Agustín Pániker y su magnífico equipo editorial, que cuenta con personas tan eficientes y amables como Anna Ayesta e Isabel Asensio.

Estoy profundamente agradecido a todas las personas que me han prestado su valiosísimo apoyo a lo largo de los años, entre las que quiero destacar a: Jesús Fonseca, Paulino Monje, Antonio García Martínez, Nacho Vidal Morán, Helio Clemente, César Vega, Manuel Muñoz, José Muñoz de Unamuno, Joaquín Tamames, Pedro José Riba y Jordi Fortià.

Estoy en deuda con Almudena Hauríe Mena, que fundó conmigo el centro de yoga Shadak, en el que impartió formidables clases durante muchos años. Asimismo, me acompañó a entrevistar a gran número de yoguis y mentores en Oriente (traduciendo impecablemente al castellano sus enseñanzas). Además, ha traducido un gran número de obras relacionadas con el *Dharma*.

Por Shadak han pasado más de medio millón de practicantes y a todos ellos les expreso mi hondo reconocimiento por haber depositado su confianza en nuestras enseñanzas.

Estudio preliminar

Este no es un libro más de yoga. Yo mismo tengo publicados un buen número de ellos, desde *Yoga, refugio y esperanza*, mi primer libro, que vio la luz hace medio siglo y al que siguieron otros, abordando diversas vertientes del yoga. Pero insisto, y que se me perdone por ello, que este no es un libro más de yoga y menos aún contiene la infinidad de posturas que hacen las delicias de los yoguistas, los amantes del postureo y la contorsión, los desmesuradamente apegados a su cuerpo, que le rinden un culto exacerbado, o se jactan por hacer *asanas* cada vez más complicadas y difícilmente practicables. Este es un libro, digámoslo ya, que pretende ahondar en el yoga más genuino y adentrarse en las verdaderas raíces, propósitos, intenciones y alcances del mismo.

No es común que, en nuestros días, un libro de yoga ponga el énfasis en temas como el *samadhi* o la experiencia liberadora, pero es que esa es la meta esencial del yoga, por mucho que se enmascare con otros ropajes, que ya desde hace muchos años han sido tales como la obsesión por el cuerpo, la longevidad, la salud perenne, el rejuvenecimiento o el contar con un cuerpo llamativamente flexible o con recetas para vencer el estreñimiento o prevenir las varices. En suma, una panacea, como si el yogui no pudiera enfermar o –permítaseme la broma– incluso morir. Nadie puede dudar, si ha practicado un poco, de los beneficios físicos y psicofísicos del yoga, pero esta milenaria disciplina panindia es mucho más que todo eso, como veremos sobradamente a lo largo de esta obra. Por ello, y desde ya, quiero comenzar en esta introducción por apuntar algunos aspectos del yoga que luego iremos desarrollando con la debida profundidad.

El yoga no pertenece a ningún culto, aunque encontró su mayor desarrollo dentro del hinduismo. Es un método muy variado y poliédrico, capaz de alcanzar a todos los elementos constitutivos del ser humano. Es un vehículo para la libertad interior y siempre ha puesto el acento en el desapego y el desasimiento. De igual manera, desde tiempos inmemoriales, el yoga ha considerado que la identificación con los procesos psicomentales es una esclavitud y una causa de alienación y de ahí que, a lo largo de su historia, nos haya facilitado métodos para controlar las ideas en la mente e incluso inhibirlas. Así, solo una mente quieta o vacua permite la revelación de lo más íntimo del Sí-mismo, que como un espejo refleja la esencia ontológica de la persona, más allá de ese gran embaucador y falsario que es el ego.

El yoga pone a nuestra disposición todo tipo de técnicas y procedimientos para obtener un conocimiento suprasensorial y, por tanto, realmente liberador. Incluso la deidad es utilizada como herramienta para canalizar la mente y liberarse del pensamiento ordinario. En ese estado surge el despertar, aunque sea por una milésima de segundo. Las opiniones, elucubraciones, argumentaciones y digresiones no sirven de nada. Solo la experiencia transforma y el fin último del yoga es transformar para ser, lo que no quiere decir que no sean también muy deseables otros frutos que obsequia, como el sosiego, el equilibrio psicosomático y un mayor bienestar.

El yoga es un sistema soteriológico, o sea, liberatorio. ¿De qué libera? De la ignorancia básica de la mente que causa servidumbre y sufrimiento, y que hace a la persona vivir de espaldas a su Sí-mismo o naturaleza real. El conectar con esa naturaleza real es lo que comporta el despertar, y a través de la experiencia del *samadhi* se recobra el sentido del Uno en lo Cósmico.

Desde la antigüedad, toda clase de tendencias han fluido a través del yoga: algunas toscas, populares, supersticiosas, mágicas, y otras ascéticas, místicas y dirigidas a la liberación espiritual. En su gran río se han ido recogiendo todo tipo de aportaciones, técnicas, métodos y enseñanzas de maestros, yoguis, iniciados y practicantes. El mismo término *yoga* implica muchas cosas: unir, subyugar, enlazar, *samadhi*, concentración, aquietamiento, meditación, etc. Pero, en la historia espiritual de la India, siempre se ha considerado que, para conseguir un conocimiento verdadero, suprasensorial y liberador, se requieren las enseñanzas y sobre todo los métodos del yoga. Así, han surgido distintas escuelas yóguicas y procedimientos estructurados a lo largo de milenios. Ciertamente, muchas de esas técnicas se han sobrevalorado o idealizado, igual que se han sobredimensionado las posibilidades esotéricas y para-psíquicas del yoga, pero no cabe duda de que las enseñanzas de esta disciplina han hecho el mayor aporte a la humanidad en pos de la evolución de la consciencia y el desarrollo interior. De cualquier modo, el yoga es experiencia y no creencia, y quien imparte el yoga revistiéndolo de dogmatismo o simple religión, confunde a los practicantes y les hace un muy flaco favor.

Debido a la ofuscación e ignorancia básica de la mente se genera mucho sufrimiento inútil. Las técnicas del yoga pretenden limpiarla para que pueda ver las cosas como son y ser causa de bienestar y no de malestar. Por eso, el yoga se presenta como una disciplina psicofísica, psicomental y espiritual. Nunca ha dejado de ser una técnica de introspección y cultivo de las más elevadas funciones mentales. Es desbordante e inabordable, tal es su caudal de conocimientos y procedimientos, y desde luego, no se trata solo de una ejercitación, sino de una técnica de vida, una actitud existencial y, así, un modo especial de ser y de experimentar los acontecimientos.

Aunque parte de las enseñanzas del yoga han quedado sepultadas con el paso del tiempo, sin duda hemos recibido un legado impagable y valiosísimo para la transformación y evolución del ser humano, además de herramientas para la salud psicosomática, el bienestar psíquico y la vivencia de sosiego y plenitud.

Por su comprobada y asombrosa eficacia, sus técnicas han sido incorporadas a numerosos sistemas liberatorios, no solo en la India, sino en todo Oriente. Las expresiones, manifestaciones, puntos de vista, y concepciones individuales y cósmicas del yoga son muy diversas y a veces no es fácil conciliar todas ellas. Pero la duda se resuelve con la experiencia. Tengamos en cuenta que el yoga recoge ya enseñanzas de la época dravídica y que a partir de allí no ha parado de fecundar sistemas soteriológicos y de recibir también influencias de los mismos. El yoga es uno, pero al estar integrado en distintos sistemas religiosos, se puede hablar de un yoga hinduizado, jainizado, budizado, etc.

Desde hace cinco mil años, las técnicas yóguicas comenzaron a ser concebidas y ensayadas por ascetas, filósofos del bosque, *sadhus*, anacoretas y místicos. Así, este caudaloso río ha ido recogiendo un gran número de enseñanzas de tipo místico y espiritual para ir más allá de la esclerótica mente conceptual y poder incursionar en una realidad que escapa a sí misma. Pero de nada sirve conocer estas técnicas si no se practican. Son ellas las que liberan la mente, debilitan las ataduras del ego y permiten una evolución consciente que humaniza. Me gusta decir que es una disciplina mental de enorme validez para alcanzar otro modo de ver, ser y *serse*, sobre todo *serse*. Poco importa cómo se denomine la Realidad que se quiere revelar en uno, da lo mismo. Ya sabemos bien que la palabra no es la cosa. Y en cualquier caso para saber lo que es el yoga no queda más remedio que practicarlo e incorporarlo a la propia vida como una actividad preciosa.

Al día de hoy, el yoga sigue siendo un gran desconocido para infinidad de personas y el *hatha-yoga* ha sido, en muchos casos, deplorablemente distorsionado y adulterado, e incluso inexcusablemente degradado y prostituido. Pero cada uno debe afinar su discernimiento y elegir entre la joyería o la más burda bisutería. En cierto modo era de esperar, pues el yoga alcanzó tal popularidad que se convirtió en un gran negocio. En esta sociedad los bienes espirituales también se han convertido en artículos de puro consumo demasiado a menudo. Personalmente, e insisto en ello, la llegada del yoga a Estados Unidos fue, en cierta manera, una tragedia para el verdadero yoga. Sonu Sandasani escribió: «La proliferación de las clases de yoga junto a cursos de aerobic, entrenamiento para perder peso, masajes y otras sectas del contemporáneo culto al cuerpo en los gimnasios y centros deportivos nos puede hacer olvidar fácilmente que el yoga es una antigua disciplina espiritual». Lo que raya en lo impresentable es que un buen número de mentores hindúes se prestaran a ello y mostrasen en Norteamérica un yoga gimnástico y competitivo, en lugar del verdadero yoga. Ya hace décadas el mismo Jung previno: «En la India, actualmente, el yoga es básicamente un negocio, y ¡ay de nosotros cuando llegue a Europa!». Pues ya vimos qué sucedió cuando llegó a Estados Unidos y qué ha sucedido con su llegada a Europa.

Por otra parte, el *radja-yoga* y la meditación son cada día más demandados por la necesidad de encontrar paz interior y superar la honda insatisfacción creada por una sociedad que es caldo de cultivo para la neurosis, la amarga frustración y el exacerbado sentimiento de soledad. Habiéndose demostrado la eficacia y alcance de las técnicas de meditación, cada vez más

personas acuden a ellas con la fundada esperanza de mejorar
sus facultades mentales y, además, superar traumas, agujeros
psíquicos, carencias emocionales y síntomas tan desagradables
como la ansiedad, el miedo infundado o la afectividad repri-
mida. En este sentido, la meditación, así como el yoga, puede
desligarse de cualquier creencia preestablecida, culto, religión
o tinte filosófico. Todas las técnicas de las diferentes modalidades de yoga son para ser experimentadas y practicadas. Tanto
como disciplina psicosomática, método de autoconocimiento y
equilibrio psíquico o sistema liberatorio, el yoga ha demostrado
su sólida solvencia, pues de otro modo no hubiera sobrevivido
por más de cinco milenios ni se estaría propagando en mayor
grado días tras días, aunque tenga que sufrir el mal propósito
de muchos «maestros» o, más bien, embaucadores, que llaman
«yoga» a lo que en absoluto lo es.

Como hemos dicho, el yoga se enriquece constantemente
cuando los mentores, sin desvirtuar su verdadera esencia, aportan a su seno sus propias experiencias, enseñanzas místicas y
métodos no solo para el mejoramiento psicosomático, sino para
ir más allá de la consciencia ordinaria y poder así abordar una
realidad que se considera captable solo supramentalmente, pues
se encuentra más allá de lo puramente sensorial. Para llegar a
esa otra Realidad en el terreno de lo suprasensible, el yogui
anhela alcanzar el *samadhi*, que permite descorrer el velo de la
ignorancia y obtener un saber libre de condicionamientos. Así,
la mente velada se desvela, *maya* (lo ilusorio) se neutraliza y
puede vislumbrarse lo que antes permanecía escondido por el

ego y por la ignorancia básica de la mente. Un simple destello de verdadera luz o Sabiduría transforma la psique.

Para aproximarse a la Liberación, el yogui aprende a ahorrar, acopiar y reorientar todas sus energías, pues buena falta le harán en la empresa que se propone. El yoga nos enseña a reunificar las energías dispersas. Un modo de vida saludable ayuda, pues cuerpo y mente son instrumentos.

Los maestros proporcionan las herramientas, pero luego uno tiene que utilizarlas con la mayor regularidad posible. El pensamiento correcto y el entendimiento lúcido serán de gran ayuda para no extraviarse. Habrá retrocesos, pero son solo aparentes, luego se avanza con mayor consistencia. No es necesario renunciar a la vida diaria, en absoluto, pero sí poner mayor énfasis en desapegarse y situar siempre el ego bajo sospecha. No hay que dejar que las sensaciones (ni agradables ni desagradables) se apoderen de nosotros y nos hagan enceguecer, pero para eso tenemos que adiestrarnos en esa cualidad de cualidades: la ecuanimidad. El poder interior es nuestra verdadera esencia nutritiva.

El conocimiento ordinario y, por tanto, velado, no es suficiente para el yogui. Este aspira a un tipo de conocimiento más transformativo y revelador. En su búsqueda de la realidad última se sirve incluso del cuerpo, pero en ningún momento se deja confundir pensando que el *hatha-yoga* tiene que ver, ni de lejos, con un tipo de cultura física, calistenia o deporte. El conocimiento ordinario tiene tantas luces como sombras, y está condicionado por *maya*, que crea todo tipo de ofuscación, apego, aborrecimiento e interrumpe la aparición de la inteligencia primordial. El intelecto tiene su papel ineludible, pero la inteligencia primordial es mucho más fiable e intuitiva, capaz de destruir la ignorancia básica de la mente cuando se ponen en práctica los medios oportunos para ello. En última instancia, el yogui aspira a la libertad total o *moksha*, que representa el desplazamiento de lo irreal o ilusorio a lo real y esencial.

Esta obra le concede principal importancia al *radja-yoga*, pues es el tronco primitivo sobre el que han nacido otras formas de yoga, incluidos los yogas tardíos o tántricos. Toda forma de yoga, cualquiera que sea, requiere del dominio sobre la mente, enseñanzas y métodos que recoge el *radja-yoga* desde antaño, núcleo de cualquier modalidad yóguica. Es de lamentar que en los últimos tiempos la gran mayoría de los libros de yoga se dediquen por entero –o casi por entero– a las posturas o *asanas*, ignorándose la base, el yoga psicomental. Por esta razón, aquí ahondaré en el *radja-yoga*, un conocimiento del cual ningún practicante debería prescindir.

Así, como autor de esta obra, me gustaría dejar muy claro desde ya que el yoga, si bien tiene una vertiente psicosomática y de mejoramiento humano integral (bienvenida sea), es sobre todo una disciplina mental y espiritual para alcanzar una manera de ver no obstruida por lo aparente e ilusorio.

Es un milagro que hace cinco milenios aquellas personas no se resignaran a las limitaciones de su mente ni a su esclavizante condición humana (en realidad, homoanimal), y se convirtieran en las primeras intrépidas exploradoras de la consciencia, a fin de ampliarla y hacerla evolucionar, teniendo para ello que concebir y ensayar métodos que fueran eficaces, parte de los cuales han llegado hasta nosotros. Es asimismo un milagro que hayamos podido recibir esas magníficas y altamente verificadas técnicas, pues representan un legado insuperable que hay que cuidar, ya que sus enseñanzas y métodos, bien aplicados, pueden ser de enorme ayuda, motivación y consuelo para infinidad de personas que quieren mejorar no solo su calidad de vida externa, sino también su calidad de vida mental, emocional y espiritual.

RAMIRO CALLE
(www.ramirocalle.com)

1. Yoga

El yoga es el eje de la espiritualidad de la India. Me atrevería a ir más allá: es el eje de la espiritualidad oriental, porque es la columna vertebral y el método realmente práctico y eficiente al que han recurrido los más diversos sistemas filosóficos y religiosos. Donde han proliferado cultos y vías hacia la autorrealización, el yoga ha gozado siempre de un indiscutible y sólido prestigio, y sus procedimientos han sido utilizados por los grandes sistemas soteriológicos y por una inmensa mayoría de aspirantes que se interesan de verdad por el conocimiento de su propia naturaleza.

El yoga cuenta con una antigüedad de cinco mil años, es de origen extrabrahmánico, surgido en la India, y es, sobre todo, un impresionante conjunto de técnicas para el dominio y desarrollo armónico del cuerpo, la mente y la psique. Como dichas técnicas pueden ser utilizadas desprovistas de toda filosofía o mística, el yoga ha sido aplicado a lo largo de toda su historia para ir más allá de las apariencias, aprehender un conocimiento de orden superior y evitar el sufrimiento innecesario de la mente ofuscada, generado a sí misma y a otras criaturas.

Hace milenios, en un intento por alcanzar una experiencia interna y de orden superior y así hallar respuesta a los interrogantes que plantea la existencia, algunas personas comenzaron a concebir, elaborar y ensayar técnicas psicofisiológicas y psicomentales. Desconfiando de los fenómenos, de la «realidad» aparente, deseosos de ampliar al máximo sus posibilidades y encontrar niveles superiores de consciencia, se entregaron a una implacable búsqueda interior. No se resignaron a sus limitaciones mentales y se convirtieron en los primeros exploradores de la consciencia y también en los primeros psicólogos de la autorrealización. Adiestrándose con férrea voluntad en los métodos de autocontrol que fueron concibiendo, indagando sobre sí mismos a través de la introspección y advirtiendo al máximo la potencialidad de su mente, estas personas fueron verificando, de forma personal y directa, la eficacia de los procedimientos de autodominio y autodesarrollo que creaban. De esta manera, a lo largo de los siglos, fue surgiendo un importante arsenal de técnicas de autoperfeccionamiento. Estas eran el resultado, por lo general, del trabajo de aquellas personas que renunciaban a la vida ordinaria y en la más completa soledad practicaban sin descanso para descubrir su propio ser, en un esfuerzo más que admirable por liberarse de la ignorancia básica de la mente, por obtener la reconciliación consigo mismas y con todas las criaturas vivientes, por penetrar en los secretos del Cosmos y despertar potencias que residen en todo ser humano, aunque latentes en tanto que no sean activadas.

Estas personas no se perdieron en laberínticas especulaciones ni acrobacias intelectuales; no se dejaron atrapar por la fácil fascinación del rito o del sacrificio externo religioso, aprendieron a desconfiar del mero análisis intelectual y emprendieron la difícil aventura de la autorrealización. Buscaron la Realidad última dentro de sí mismas, desconfiando de las verdades convencionales, deseosas de imponerse sus propias normas morales, sus propias actitudes, su propia forma de vida. Agudizaron su discernimiento, descendieron a las profundidades de su ser y tomaron consciencia de lo que en ellos era real y lo que era adquirido; se enfrentaron a la cara oculta de su mente y supieron esperar pacientemente, sin dejar el trabajo interior, a que se revelara el secreto íntimo de su naturaleza real.

Su esfuerzo (que nos ha dejado un legado impagable) fue casi sobrehumano y muchas veces llevado a cabo en solitario o en pequeños grupos, en medio de una inaudita persecución de sus propios ideales y aun a riesgo de extraviarse para siempre o incluso de lesionar irreparablemente su cuerpo o su mente. Poco a poco, estas personas fueron elaborando una vía de autorrealización que sería admirada y aceptada por los más variados sistemas filosófico-religiosos. El brahmanismo sería el primero en incorporarlo a su seno; después, el budismo, el jainismo y otros sistemas soteriológicos no dudarían en servirse de sus técnicas, algunas de ellas probablemente de origen dravídico.

El yoga ha sido utilizado en todas las épocas como disciplina de perfeccionamiento, método de liberación y vía hacia la Realidad. Cabe suponer que en un principio sus técnicas surgieron dispersas, siempre resultado de querer ampliar la consciencia y de una perseverante búsqueda de la Sabiduría, y que, paulatinamente, fueron agrupándose hasta configurar un núcleo llamado «yoga»: un conjunto de técnicas que ensayaban los místicos, los chamanes, los buscadores de lo Incondicionado, los yoguis-alquimistas, los sanadores y los que ansiaban trascender. Con el transcurso del tiempo, el yoga se fue enriqueciendo, recogiendo filosofía, psicología, ciencia psicosomática, mística, actitudes de comportamiento, enseñanzas trascendentes y, sobre todo, métodos de autodesarrollo y transformación, así como técnicas para el enstasis y la apertura de la consciencia. Y todo ello al margen de castas, de dogmas y de vacías especulaciones metafísicas, dejando que sus procedimientos fueran utilizados por todos los sistemas trascendentes, pero sabiendo mantenerse por encima de ellos y perpetuándose a lo largo de milenios. Terminaría convirtiéndose en un colosal árbol con numerosas ramas (los distintos tipos de yoga) e innumerables frutos (las técnicas).

El yoga arcaico es anterior a los *Vedas* y no era tal y como hoy ha llegado hasta nosotros. Una parte del hinduismo ha propulsado los ideales de renuncia, pero ya antes había personas en la India que se dedicaban a la austeridad y al trabajo sobre sí mismas, valorando el esfuerzo y el desapego. Poco sabemos de aquellos primeros yoguis, pero sí podemos suponer que trataban de sobrepasar la ordinaria condición humana y desarrollar sus potenciales, unas veces con un sentido de trascendencia y otras no. Siglos después el yoga sería brahmanizado e incluso budizado, jainizado y tantrizado, como ya hemos dicho. ¿Por qué no utilizar técnicas de considerable eficacia para acelerar el proceso hacia el *samadhi* o nirvana o *kaivalya* o *satori*? ¿Por qué no servirse de técnicas altamente elaboradas, si estas respetan toda creencia, toda filosofía y son un método que no predica ninguna convicción en particular, salvo la de autodesarrollarse e iluminar la mente?

Lentamente, el hinduismo fue abriendo sus puertas al yoga, hasta incorporarlo plena y absolutamente en su seno. Aunque las técnicas yóguicas son, como ya hemos señalado, muy antiguas, el término «yoga» no aparece hasta la llegada de las *Upanishads*. El vocablo *«asana»* se encuentra por primera vez en la *Shvetashvatara Upanishad*, y aun cuando las técnicas yóguicas ya habían sido «insinuadas» en otras *Upanishads*, no encontramos referencias antes de la *Taittiriya Upanishad*. En la *Maitri Upanishad* se habla de diversos grados del yoga y distintas técnicas para activar *kundalini* y facilitar la meditación. Sobrevienen después las *Upanishads* yóguicas, entre otras la *Tejobindu*, la *Kshurika*, la *Nadabindu*, la *Dhyanabindu*, la *Yogatattva* y otras. En la *Yogatattva* se mencionan cuatro ramas de yoga: *laya*, *mantra*, *hatha* y *radja*, y se señalan algunos grados del yoga y algunas *asanas* de meditación. La *Dhyanabindu Upanishad* trata sobre los chakras y los *mudras*, en tanto que la *Nadabindu Upanishad* lo hace sobre el sonido. Obviamente, son las *Upanishads* yóguicas las que más profundizan en esta disciplina.

A partir del siglo VII o VI a.C. comenzaron a aparecer las *Upanishads*, que suman un total de 240 libros, cuyo contenido filosófico, metafísico y místico es muy elevado. Estos textos aportaron una visión mucho más amplia y profunda del ser humano y las vías para alcanzar el Absoluto. Surgieron devotos o aspirantes espirituales que no le concedían la soberanía al rito, pues lo situaban en un lugar secundario. Estos aspirantes se dieron cuenta de que la autorrealización se encontraba en su interior y no en las prácticas y sacrificios exteriores, que entendían como superficiales y poco transformativos. Cada día aumentaba el número de practicantes dispuestos a profundizar en sí mismos para oír la voz del Absoluto en su corazón. Los ritos cedieron paso a la investigación metafísica y a la meditación. Progresivamente, el contenido doctrinal del hinduismo se fue enriqueciendo y los devotos más evolucionados –aquellos que no se dejaban alienar por dogmas o rituales que muchas veces rayaban en lo patológico– vivían nuevas experiencias interiores, aportaban sus vivencias y descubrimientos, desarrollaban concepciones más profundas y precisas, y seguían excepcionales procedimientos de autorrealización, es decir, los del yoga. El aspirante ya no buscaba la guía ritual, sino la del conocimiento de orden superior proveniente de la indagación del Ser, la introspección y la meditación, con el importantísimo e insoslayable apoyo de las técnicas yóguicas, desde el uso del discernimiento a la recitación de un *mantra* o a la visión interior. Fue un conocimiento anhelado que buscaba otros caminos de Sabiduría y liberación mental y que, por supuesto, surgió con mucho esfuerzo. Hoy en día, la mayoría de los devotos comunes siguen enredados con la liturgia, pero los hay, aunque en minoría, quienes tienen pretensiones mucho más elevadas y son capaces de no regatear esfuerzos para encontrar respuestas.

Las *Upanishads* implicaron una búsqueda espiritual hasta entonces sin precedentes y por esta razón se convirtieron en pilares del lado más refinado del hinduismo. En ellas se explica que lo Absoluto es denominado *Brahman* y el principio espiritual y eterno del ser humano es el *Atman*. *Brahman* es Uno-sin-segundo y no puede ser alcanzado tan solo por el conocimiento binario. *Brahman* es omniabarcante y se constela en el ser humano como el *Atman*, que unos traducen como «el yo real y superior», otros como «el Ser» o «Sí-mismo» y otros como «el Espíritu». El sabio upanishádico pone todo su empeño en descubrir en sí mismo la identidad del *Atman* con el *Brahman*, y para ello recurre a numerosos métodos yóguicos, a fin de que el conocimiento conduzca a la Sabiduría y se produzca la experiencia personal de la Realización. Las *Upanishads* hacen hincapié en la relación entre el principio espiritual del ser humano y el *Brahman*, pues del mismo modo que la ola en el océano nunca deja de ser océano, el *Atman* nunca deja de ser *Brahman*. Pero no basta con saberlo intelectualmente, sino que hay que entenderlo de manera vivencial y experiencial. Es ahí donde los procedimientos yóguicos, el discernimiento puro, la introspección y la meditación desempeñan un rol esencial, pues conducen al *samadhi*, un estado especialísimo de consciencia donde se produce la identificación entre el *Atman* y el *Brahman*.

Esta búsqueda de lo Absoluto derivó en diversos sistemas soteriológicos, a destacar el budismo y el jainismo, y se utilizó para llegar a otras concepciones metafísicas como la del Vacío o la de ni el Vacío ni el Todo. Sin embargo, no importa de qué manera cada sistema exprese (con las limitaciones que supone el lenguaje) la última Realidad, pues es la práctica del yoga la que nos acerca a ella, se la llame el Todo, el Vacío o ni el Todo ni la Nada. Lo cierto es que existe la plena convicción de que hay un estado de consciencia muy especial que representa la liberación definitiva. Algunos le llaman *samadhi*, otros, nirvana, *kaivalya* o como quiera que sea. La palabra no es la cosa ni la descripción es el hecho. Da igual si al azúcar le llamas sal, sigue sabiendo dulce.

Fue en el hinduismo donde el yoga se asentó de tal manera y llegó a gozar de tal prestigio como método salvífico que se convirtió en un *darshana* o escuela de sabiduría. En realidad, *darshana* quiere decir «punto de vista», pero el yoga es a la vez punto de vista y vehículo hacia la Realidad, y sus métodos, sobre todo la meditación y la búsqueda introspectiva, ocuparon un lugar destacado en el vedanta y otras escuelas de sabiduría.

No cabe duda de que es la *Bhagavad-gita* el texto que mejor reconoce toda la importancia y trascendencia del yoga. Este texto, relativamente breve, incluye un buen número de instrucciones yóguicas y espirituales, y forma parte del *Mahabharata*, una de las grandes epopeyas de la India, un inmenso poema épico donde se acentúa el papel del *dharma*, que es el orden que rige todo el universo, y donde se asegura: «Cuando el *dharma* es protegido, protege. Cuando es destruido, destruye». Asimismo, se considera la garantía del orden universal y es allí donde aparece, por primera vez en la literatura india, Krishna como el misericordioso avatar de Vishnu. A lo largo de la *Bhagavad-gita*, Krishna le va indicando a Arjuna lo relativo al yoga, sobre todo en tres de sus vertientes: *karma-yoga*, *bhakti-yoga* y *gnana-yoga*, o sea, las sendas de la acción desinteresada, la mística y el discernimiento.

Bhagavad-gita se puede traducir como «Canción del Bienaventurado» o «Canto del Señor». Krishna va impartiendo enseñanzas a lo largo de este texto interpolado y asevera: «El alma no nace ni muere, ni comienza a existir un día para desaparecer sin volver jamás. Es eterna, antigua e increada; el alma no muere cuando muere el cuerpo». También hace referencia a la reencarnación explicando: «El alma encarnada se desprende de los cuerpos viejos y toma otros nuevos, así como la persona cambia de vestidos». Hay enseñanzas contundentes sobre el *karma-yoga* o yoga de la acción desinteresada. Se exhorta a una acción sin egoísmo, con desprendimiento y discernimiento puro. Podemos leer: «Cuando la mente ha sido calmada, el yogui alcanza la suprema felicidad del alma que se ha unido al Ser Supremo, felicidad exenta de imperfecciones y apegos». Y asimismo: «La persona que está en el yoga, que ve el Yo en todos los seres y todos los seres en el Yo, posee una visión pura».

Por su parte, Patanjali fue el gran sistematizador de los principios y técnicas del yoga, cuya existencia se fija entre el siglo II a.C. y el siglo II d.C. Su obra se titula *Yoga-Sutras* y contiene 195 aforismos (*sutras*), clasificados en cuatro partes: la concentración, su práctica, los poderes psíquicos y la Liberación.

Ha tenido muchos comentaristas, a destacar Vyasa. En esta obra incluyo un apéndice con una síntesis de los principales aforismos de Patanjali.

Ahora bien, el yogui es respetado y entendido como una persona con gran anhelo de libertad interior y trascendencia. A su vez, se le considera parte del eje universal, alguien que examina todo su funcionamiento humano para trascenderlo y des-condicionarse. Con sus técnicas, trata de alcanzar ese ángulo elevado de consciencia, que es al mismo tiempo personal y transpersonal, liberándose del cautiverio del ego y emancipándose de la máscara burda de la personalidad para recuperar su esencia prístina. Unos lo hacen apoyándose en la concepción de una deidad (Ishvara) y otros prescindiendo de la misma por no creer en ella (*shunyata*), pero todos ellos convencidos de que hay un estado de libertad absoluta, que permite encontrar una rendija en el *samsara* y así sobrepasarlo.

El ser humano no se halla suficientemente evolucionado. Su desarrollo interior está lejos de haberse completado y cabe suponer que habrán de pasar milenios antes de poder alcanzarlo. Sin embargo, el yoga brinda al aspirante una forma de vida, un sistema de pensamiento, una filosofía, una psicología y unos métodos para que pueda ir completando su evolución interior, para que haga de su vida un continuo ejercicio de perfeccionamiento con máximo significado y trascendencia. Aquellos que han logrado despertar han legado al gran río del yoga sus experiencias salvíficas y sus métodos. Son humanos que han penetrado el velo de las apariencias y se han inspirado en la fuente del conocimiento. Algunos formaron comunidades, escuelas de sabiduría o hermandades, pero otros siguieron en solitario. Todos ellos han hecho una gran aportación a la humanidad, aunque esta se encuentra tan enceguecida que no pueda darse cuenta de ello.

Vivir en el yoga quiere decir vivir en la luz de la consciencia. Y vivir en la luz de la consciencia es vivir en la luz de la compasión. Y si algo necesita este mundo moldeado por un ser «inhumano» es compasión. El yoga estima que en toda persona residen fuerzas latentes que son el reflejo del Macrocosmos o Mente Universal y que pueden ser actualizadas y canalizadas mediante procedimientos yóguicos para lograr un cambio en la psique que nos abra a una forma de ser más evolucionada y humana.

Solo el entrenamiento adecuado y perseverante acelera la evolución de la consciencia y permite trascender las limitaciones mentales de la persona. Según el grado de consciencia que el practicante tenga, será capaz de ver las cosas de una u otra manera y proceder con sabiduría y sagacidad para salir de su estado de servidumbre. Leemos en la *Katha Upanishad*:

Este Yo no se advierte por el estudio, ni aún por la inteligencia y la erudición. Este Yo revela su esencia únicamente a aquel que se aplica al Yo. El que no abandonó los caminos del vicio, el que no puede dominarse, el que no posee la paz interior, aquel cuya mente está turbada no puede nunca advertir el Yo, aunque esté lleno de toda la ciencia del mundo.

Aunque el yoga proporcione bienestar, salud, paz interior y equilibrio, es básicamente una técnica soteriológica o liberatoria. Para hacer posible sus aspiraciones soteriológicas, propone una transformación interior cuya cota más elevada es la sabiduría. Nuevos aspectos del Sí-mismo van siendo concienciados y descubiertos, y cuando sobreviene una explosión de la naturaleza original en la consciencia, entonces puede hablarse de iluminación o *moksha*, estado inasible a las palabras o conceptos.

Lo que nos acerca a la liberación es la experiencia samádhica, que le da al yogui un toque de universalidad. Imagina una casa sin puertas ni ventanas y en la que se está dentro y fuera a la vez. La persona realizada ha conquistado un estado de quietud, de alejamiento de todo conflicto. El ego ha sido trascendido y surge así una profunda consciencia de la unicidad, que sin duda viene dada cuando la mente es indiferenciada, neutral. Este es el néctar de sabiduría del *samadhi*, la ambrosía de la Sabiduría y la Compasión.

El yoga le concede enorme importancia a la transformación interior a fin de mejorarnos, sobrepasar la condición habitual y causante del sufrimiento de la mente humana, purificar la intelección para que pueda reflejar la esencia pura o naturaleza real, facilitar herramientas para poder someter a *maya* (lo ilusorio) y percatarse de lo real. Asimismo, a través del yoga aprendemos a restringir los pensamientos para que surja otra manera de conocer y ser, volvemos a la fuente interna o raíz del pensamiento para percibir lo que en principio parece incognoscible y armonizamos la mente para conquistar ese estado de pureza (*sattva*) en el que puede resplandecer lo que se esconde tras los conceptos y modelos mentales, tal como lo hace la perla en la ostra.

A través de la estrategia que el yoga nos propone, muy nutrida de enseñanzas, actitudes y métodos vamos venciendo la ignorancia básica de la mente que nos encadena y nos obliga a vivir de espaldas a realidades supremas. Confundiendo las prioridades de nuestra vida y haciendo de ella una sucesión de autoengaños, lo que impide alcanzar el conocimiento más transformativo e iluminador, para no tomar por esencial lo banal y por irreal lo real.

2. Samadhi

Nunca hay que ignorar, cuando se examina la disciplina del yoga, que todos los esfuerzos del yogui están encaminados hacia el *samadhi*, punto terminal de un largo recorrido. Eso no quiere decir que todo el que practica yoga pretenda alcanzar el *samadhi* o incluso se lo proponga –puesto que puede desear obtener resultados físicos, energéticos, psicomentales o espirituales–, pero el yogui totalmente involucrado en este sistema soteriológico tiene como meta llegar a la experiencia samádhica. Esta conlleva un estado contemplativo, de ensimismamiento o abstracción más allá de toda dualidad mental, en la que se trascienden los opuestos y cesa todo conflicto entre el ser y el ego, esto o aquello, la esencia y la personalidad.

Son infinidad los practicantes que no aspiran al *samadhi* e incluso que no conocen la existencia de dicha experiencia transpersonal. Sin embargo, esta ha sido la motivación de infinidad de yoguis: la búsqueda de una realidad suprasensible que escapa al pensamiento ordinario y a toda elucubración intelectual o especulación metafísica. El objetivo del yogui es, en sus etapas más elevadas, la consecución de esta experiencia portadora de sabiduría, la puerta de acceso a la última Realidad que se esconde tras el barniz de la realidad aparente y que no es tal.

Como es más que probable que un número muy alto de practicantes de yoga no sepan nada del *samadhi* (incluso es posible que no hayan escuchado este término sánscrito), podemos encontrar una diferencia clara entre lo que es un yogui y lo que es un simple practicante de algunas técnicas propias del yoga.

El *samadhi* representa una reabsorción total de los procesos mentales (*vrittis*), o sea, una inhibición del pensamiento. Aunque la mente se vacía y se inhiben los torbellinos mentales y emocionales (*nirodha*), una muy peculiar forma de consciencia continúa existiendo durante dicha experiencia, que nada tiene que ver con la consciencia como comúnmente la entendemos. La persona se satura de un sentimiento de totalidad, plenitud, bienaventuranza. Se trasciende el acto de conocer intelectualmente para alcanzar la experiencia directa de ser. Mediante el *samadhi*, la persona se desplaza desde sus vestiduras o cuerpos más externos (el físico, el vital, el psicomental) a su ser ontológico. No obstante, al hablar del *samadhi*, todas las palabras deben ser puestas bajo sospecha y hay que admitir que se trata de una experiencia tan elevada que es irreductible a los conceptos. Adelantemos, para evitar equívocos, que ese ser ontológico puede ser denominado y referido de diferentes maneras por el yogui, sea que este pertenezca a la tradición del Samkhya o del Vedanta, sea teísta o ateo, hindú o jaina, budista o budista tibetano. Como reza el antiguo adagio: «Las aguas del océano son saladas por donde quiera que se las pruebe» o «Todos los ríos desembocan en el océano», dependiendo de la cultura espiritual del yogui este podrá expresar de una u otra manera la experiencia, como también señala el zen: «Muchos dedos apuntan a la luna, pero la luna es una».

A través del *samadhi*, el yogui se ha sumergido en su *purusha* (mónada espiritual), de acuerdo al Samkhya; de acuerdo al Vedanta, en el *Brahman* (el Ser); o de acuerdo al budismo, en el *shunya* (vacío). Aunque se regrese del *samadhi*, la sabiduría hallada durante la experiencia no se perderá, pues representa un profundo *insight* o «toque de supraconsciencia», algo muy transformativo, aunque no se alcance una evolución total que convierta a la persona en un *jivanmukta* (liberado-viviente) o un *arahat* (despierto) o un *kevalin* (emancipado). Así, el *samadhi* siempre transforma, siendo uno de los logros reales del yoga no solo el encontrar bienestar físico o paz interior, sino la transformación que permita desempañar la consciencia para que esta pueda percibir lo que antes estaba oculto, o sea, para traspasar la nesciencia, que es causa del sufrimiento propio y ajeno.

La sucesión de experiencias samádhicas van purificando la mente, esclareciendo la visión, transformando al yogui y abriendo el ojo interior que ve lo Real y ayuda a superar todos los condicionamientos internos, deshaciéndose de obstáculos e impedimentos. Mediante la experiencia samádhica, los sucesivos «golpes de luz» van rasgando la densa niebla de la mente causada por la ignorancia, permitiendo vislumbrar o aprehender una Realidad que pasa desapercibida para la persona que permanece en un estado de esclavitud mental.

Solo a través de la concentración y la meditación, apoyadas en la virtud y el renunciamiento a lo ilusorio, así como en el esfuerzo adecuado y la firme motivación, se alcanza la elevada y transformativa experiencia del *samadhi*. La concentración o unificación mental es un medio para ir escalando a estados más elevados y clarividentes de la consciencia, hasta que al final se traspasa la consciencia ordinaria y se obtiene una supraconsciencia que puede ver lo que está vedado a dicha consciencia común, sometida al pensamiento ordinario. La concentración o unidireccionalidad de la mente se convierte así en un medio para ir más allá de sí misma. La energía se reorienta hacia planos superiores, y aun si no se llega a la meta, en la medida en que uno se aproxima a ella se adquiere otro tipo de visión, una realmente transformadora, como quien asciende por una colina y con cada paso amplía la visión del panorama. Así, se dice en los antiguos textos: de la meditación brota la Sabiduría.

Muchos de los obstáculos en esta ascensión-interiorización los encontrará el yogui en su propia mente, y serán causa de libertad o servidumbre según los utilice. Parte de estas dificultades las examinaremos en el apartado de *radja-yoga*, pero es indudable que solo a través del trabajo interior la mente puede ser liberada. Al respecto, en el *Vivekachudamani* se dice:

> La libertad se gana por la percepción de la unidad del yo con lo eterno, y no por las doctrinas de la unión o de los números, ni por los ritos ni por las ciencias.

El conocimiento ordinario es absolutamente insuficiente. Esto ha sido reconocido por todas las psicologías de la realización de Oriente, instando por ello a buscar otra forma de conocimiento más fiable y verdaderamente transformativo. El saber que no transforma ni libera no es apreciado en el yoga.

Es mediante el estado especial denominado *samadhi* que la mente puede aprehender esa sabiduría liberadora, donde los contrarios conceptuales, que tanto frenan el progreso interior, son resueltos. Se produce entonces una unificación mental cuya naturaleza es por completo distinta a la del estado de vigilia o consciencia ordinaria. El *samadhi* representa una inmersión en la Totalidad que se constela en uno mismo, en la mente abisal y quieta, y que conlleva una explosión (o implosión) de la consciencia, facilitando una experiencia más allá del ego y de la máscara burda de la personalidad. Es como si la ola, que nunca dejó de ser independiente del océano, recuperase la percepción oceánica y saliese de la alucinación de que era distinta del océano en el que estaba contenida. Una autorrevelación tiene lugar. El cesar de todos los procesos ordinarios de pensamiento, aunque sea por segundos, desarticula la burocracia del ego. Se produce la experiencia «enstática» y el ser se vive en toda su pureza o, en términos zen, uno ve su rostro original. Es una experiencia inigualable que trasciende todo lo fenoménico y provoca un sentimiento omniabarcante de plenitud. En tales momentos o incluso en posteriores, se quiebra la ligazón con los objetos físicos, se movilizan fuerzas internas larvadas y se entra en conexión con «vibraciones» que no están al alcance de la mente ordinaria. Ese «trance» yóguico, inducido por un adiestramiento muy intenso en las prácticas de concentración, meditación e introspección, permite una comprensión hasta entonces insospechada, que incluso produce modificaciones manifiestas en el organismo de quien la experimenta.

El *samadhi* puede durar una fracción de segundo o varias horas, incluso días, pero después de haberlo experimentado la persona ya no volverá a ser la misma. Se ha producido una mutación en las estructuras profundas de su psique. El yogui ha captado la sabiduría perenne que los grandes maestros han perpetuado a lo largo de milenios. A través de esta experiencia de naturaleza transtemporal y transespacial, el yogui se desconecta de la dinámica de sus órganos sensoriales, se desplaza a la fuente del pensamiento y conecta con un tipo de mente suprarracional, al margen de todas las categorías y conceptos mentales.

Seguramente, desde los mismos orígenes del yoga, ya hubo practicantes incansables que se percataron de la posibilidad de asomarse a estados superiores de consciencia para ver y conocer lo que la mente ordinaria, con sus muchas limitaciones, no permite. Entre estas limitaciones se encuentran los *samskaras* (que luego abordaremos a fondo), cuyos impulsos debemos agotar para poder degustar el inconfundible y confortador sabor de la libertad interior. Aquellos yoguis de tiempos remotos fueron los primeros grandes exploradores de la consciencia, negándose a asumir los límites y engaños de la mente ordinaria.

El *samadhi* en el que todavía persiste la vivencia de individualidad es conocido como *savitarka*. Por el contrario, aquel en el que todo sentimiento de individualidad cesa y, por ende, es el estado más elevado, es conocido como *nirvitarka*, durante el cual la persona se funde con el cosmos. Tras el *nirvitarka*, el yogui entra en otra condición de consciencia: aunque *esté* en este mundo ya *no es* de este mundo; se convierte en un liberado-viviente o *jivanmukta*, sustrayéndose a toda ilusión o apego y pasando de ser actor a espectador o testigo incólume.

Cada experiencia samádhica aporta un «golpe» de comprensión y va labrando la liberación espiritual de quien la experimenta, eliminando de su mente la ofuscación, la avaricia y el odio, y haciendo posible lo que se ha denominado el «despertar de la consciencia». Por eso, a quien alcanza esa condición especial supramundana se le conoce como un «despierto» o que «ha despertado».

De acuerdo con el yoga hindú, el liberado-viviente ya no está condicionado por la ley de causa y efecto (*karma*), habiendo escapado a la rueda de reencarnaciones (*samsara*), traspasando los velos de la ilusión (*maya*). Según el Samkhya, la persona se desliga de su cuerpo-mente y se establece en su impoluta mónada espiritual o *purusha*. Según el Vedanta, el espíritu o *Atman* de la persona se funde con el Espíritu Cósmico o *Brahman*. Así Shankaracharya explicaba:

> Libre de duda. Grande, imperturbable, donde cambio e inmutabilidad se funden en el Ser Supremo, eterno, alegría que no se disipa, inmaculado: este es el Eterno. Tú eres eso.

Entiéndase que las palabras pierden parte de su significado al tratar de acercarnos a un estado tan elevado de consciencia como es el *samadhi*. Los budistas hablarían de lo Incondicionado o Vacuo. El propio Nirvana no es definible y de ahí que el Buda, el Mahayogui, dijera:

> Hay, monjes, algo no nacido, no originado, no creado, no constituido. Si no hubiese, monjes, ese algo no nacido, no originado, no creado, no constituido, no cabría liberarse de todo lo nacido, originado, creado y constituido. Pero puesto que hay algo no nacido, no originado, no creado, no constituido, cabe liberarse de todo lo nacido, originado, creado y constituido.

Y también:

> Hay, monjes, algo sin tierra, ni agua, ni fuego, ni aire, sin espacio, ilimitado, sin nada, sin estado de percepción ni ausencia de percepción; algo sin este mundo ni otro mundo, sin luna ni sol; esto, monjes, yo no lo llamo ni ir ni venir, ni estar, ni nacer ni morir; no tiene fundamento, duración, ni condición. Esto es el fin del sufrimiento.

En todas las tradiciones orientales, ese elevado estado de consciencia (*satori*, nirvana, *samadhi*, iluminación) es tenido por una experiencia supramundana. Así, volviendo al Buda, este nos dice:

Eso es paz, eso es sublimidad, es decir, el fin de todo lo constituido, el abandono de los fundamentos de la existencia, el aniquilamiento del deseo, el desvanecimiento, la cesación, el Nirvana.

El *samadhi* o experiencia del despertar, origina que la persona trascienda toda polaridad, toda contradicción, toda discordancia; ella comprende y se comprende, ve las cosas como tales, se ha establecido en su propio eje (que es universal) y ha sido capaz de despertar a una intuición la clarividente y penetrante, inmaculada e imperturbable. Tal como uno se despoja de las prendas de vestir, él se libera de las categorías mentales. Ha finalizado el proceso encaminado a la conquista de uno mismo. Una nueva persona brota y reabsorbe a la anterior; eclosiona una psicología por completo diferente.

El *samadhi* es una inyección de energía universal, un despertar a una realidad inimaginable, un existir a través de la poderosa vitalidad del Cosmos. La persona se emancipa de su rutina interna condicionante, de su estrechez de miras, de sus sentimientos banales, de su consciencia de separatividad, de su sentimiento de soledad. La voz del Yo, atronadora y fantástica, se hace oír. Se supera lo que podríamos denominar una esclerosis neumática o pránica, las energías fluyen sin cortocircuitos. El liberado se hace uno con el instante prolongado, con el presente eterno y se convierte en la revelación misma en el cuerpo iniciático del yoga, alimentado por todos los grandes autorrealizados. Todas las impresiones subliminales (*vasanas* y *samskaras*) quedan incineradas, se abandona la mente antigua y condicionante y hay una explosión de entendimiento. De acuerdo con el enfoque hindú y con sus creencias, el acceso al *samadhi* permite la eliminación de muchos residuos kármicos, y en la medida en que las semillas kármicas se «queman» sobreviene un estado real de libertad interior. Esto es la unión del *Atman* con el Gran Espíritu.

El *samadhi* definitivo representa la imposibilidad de cualquier metamorfosis, porque no se puede ir más allá. Se ha llegado al límite de la evolución de la consciencia, a la meta. Representa la imposibilidad de toda regeneración, de toda enfermedad interior. Hay una reabsorción de los límites que permite que la fuerza de expansión del yogui no pueda ser contrariada, pues esta penetra definitivamente en la Totalidad. La persona corriente permanece en constante movimiento interior. Su contenido emocional y mental se modifica sin cesar. Por el contrario, la persona realizada ha encontrado un estado de quietud, de alejamiento de todo conflicto. El ego ha sido trascendido.

Como hemos dicho, por mucho que el yoga haya derivado en un método de mejoramiento psicofísico, su meta primaria siempre ha sido el *samadhi*, puesto que es esta experiencia la que disipa la ignorancia básica de la mente y permite un tipo muy especial de percepción que reporta un inmenso sentimiento de quietud y ecuanimidad. Durante la experiencia samádhica quedan en suspenso la memoria, la imaginación y el pensamiento y, por tanto, la noción de ego. Según el enfoque del *samkhya-yoga*, a esto se le conoce como el establecimiento en el Sí-mismo, debido a la total inhibición del pensamiento; según el vedanta, se denomina la inmersión en el Todo o Brahmán; para un budista, se trata de la captación supraconsciente de la Vacuidad; y para un jaina, es la Emancipación.

La mente se absorbe en el Vacío (o en el Todo, o ni lo uno ni lo otro) de tal manera que, durante unos minutos u horas se desdibujan los límites de la consciencia y ocurre una mutación profunda y gloriosa en lo más hondo de la psique. Allí, se desencadena una experiencia que permite aprehender dimensiones que escapan al pensamiento común. Esta tiene el poder de eliminar *samskaras* y *vasanas*, o sea, impregnaciones subconscientes, y sentar las bases para una libertad interior verdadera y perdurable. Llegados a este punto, cualquier palabra resulta aproximativa, pues la experiencia samádhica es inexpresable. Lo más oportuno es guardar silencio, porque definiciones tales como «un sentimiento de unidad», «un sublime arrobamiento», «una percepción cósmica» o «un destello de infinita plenitud» se quedan cortas para tan inefable suceso. Es intransmisible y, por tanto, como dijo un maestro: «No me hagáis hablar de eso que está por encima de todo». Cualquier cosa que se diga sobre el *samadhi* es una mera aproximación limitada por palabras y conceptos. Por eso, a veces se recurre a símiles, como en el *Hatha-Yoga Pradipika*, donde se lee:

Como el alcanfor desaparece en el fuego y la sal en el agua, la mente unida al *Atman* pierde su identidad.

También en el mismo texto:

> Al igual que la sal que se disuelve en el agua se vuelve una con
> ella, así cuando el *Atman* y la mente se vuelven uno, se llama *sa-*
> *madhi*. Esta identificación del Sí-mismo y el Ser Absoluto, cuan-
> do todos los procesos mentales dejan de existir, se llama *sama-*
> *dhi*.

Nunca se ha dicho que fuera fácil la obtención de un estado
tan elevado de consciencia. Alcanzar la experiencia samádhica
requiere de intensa disciplina. Sin embargo, los distintos ejercicios yóguicos inducen a la paz interior y a una ecuanimidad
consistente, y provocan modificaciones notables en la psique,
la percepción y la forma de ser. Así, aunque solo se obtengan
«golpes de luz», intuiciones transformativas o lo que podríamos llamar pre-*samadhis*, ya es sumamente importante, porque
son vivencias que cambian el sentido de la vida y de la muerte.

3. La persona liberada

Según las distintas tradiciones, la persona liberada recibe uno u otro nombre, sea *jnani*, *jivanmukta*, *arahat*, *kevalin* o cualquier otro. Al igual que con respecto al *samadhi*, todo lo que se puede decir sobre un liberado-viviente son meras aproximaciones, pues las experiencias supramundanas que lo convierten en un ser realizado están, por su propia naturaleza, más allá de las palabras y de los conceptos. Cada tradición puede definir esa liberación de una u otra manera, pero, a fin de cuentas, al liberado-viviente poco le importa si esa liberación se comprende como haber logrado la identidad del *Atman* con el *Brahman* o haberse establecido en su Sí-mismo o *purusha* (desligándose de la sustancia primordial o *prakriti*) o haber conquistado el nirvana o la iluminación.

Un *jivanmukta* no se autoproclama. No es fácil conocer a una persona completamente liberada, pues esta nunca hará ostentación de su evolución espiritual ni se jactará de su condición. Ni siquiera se presentará como un autorrealizado. Es una persona que ha traspasado lo ilusorio y ha accedido a otra realidad más allá de las muselinas de lo aparente, conectando con un tipo de conocimiento o sabiduría que está muy lejos de la persona ordinaria. El *jivanmukta* ha escalado a niveles de consciencia donde no rigen los conceptos, ni las categorías como el tiempo, el espacio, la memoria o la imaginación. Las leyes ordinarias de pensamiento no son aplicables a su mente pura, inafectada e incorruptiblemente ecuánime. En él han implosionado energías que permanecían ocultas y larvadas, y que reportan un conocimiento realmente transformativo y liberador. El *jivanmukta* no percibe las cosas o sucesos como la persona ordinaria, pues para alcanzar su condición ha tenido que despojarse de muchas trabas internas. Es un proceso de destrucción que hace posible una reconstrucción en otro nivel de consciencia, una alquimia interna que cambia la psique de raíz y que le dota de una comprensión intuitiva, poniendo fin a tendencias insanas, sometiendo la personalidad para que pueda hacerse paso la esencia.

No podemos hablar alegremente de la destrucción del ego, pues una traza de este persiste. Sin embargo, la yoidad ha dado un cambio total y el ego –por tanto, la función egoica– ha quedado supeditado a la identificación con el Todo (o el Vacío), sin sentimiento de separatividad ni de férrea individualidad. A partir de su liberación, el *jivanmukta* está en el mundo sin estar en él, y es de todos y de nadie a la vez; prosigue con sus necesidades orgánicas, siente dolor y placer físicos, pero su calidad de consciencia es totalmente distinta. Hay una desidentificación de los fenómenos, incluso de sus propias envolturas psicosomáticas. El *jivanmukta* reside en lo no-personal, el momento presente y lo funcional, conectado con otra realidad, aunque se desenvuelva con normalidad en su vida diaria.

En realidad, solo un *jivanmukta* comprende a un *jivanmukta*. Aquí estamos tratando de acercarnos un poco, con palabras y conceptos, a la dimensión del iluminado. Dado que la experiencia samádhica y el objetivo de convertirse en un *jivanmukta* de alguna manera han inspirado toda la historia del yoga, es de suma importancia hacer un esfuerzo –aunque sea dialéctico e inevitablemente asistido por las palabras– para tratar de entender esa condición suprahumana a la que muchos yoguis han aspirado en su anhelo por encontrar el núcleo del núcleo.

El yogui auténtico se resiste a ser engullido por el proceso cósmico al que se ha visto abocado, sea por accidente, *fatum*, ley de causa o efecto, *karma*, etc. No se resigna a vivir en la ceguera causada por *maya*, lo aparente, lo ilusorio. Esta debe ser vencida mediante la luz del recto discernimiento, que procura esa sabiduría (*viveka*) para distinguir entre lo real y lo aparente, lo esencial y lo superfluo, lo que verdaderamente importa y lo que es banal. Y desde el enfoque del yoga auténtico, lo que verdaderamente importa es la paz interior, la liberación de las tendencias insanas de la mente, la consecución del Sentido y lo que finalmente se podría resumir como una evolución consciente que conduce a cultivar una mente clara y un corazón compasivo.

La piscología del hombre liberado es, pues, totalmente diferente a la del hombre común. Este último sigue tan restringido que es como una máquina sin libertad propia, supeditado a toda suerte de códigos, patrones, tendencias o hábitos, férreos condicionamientos que le roban la independencia mental y le obligan a seguir impulsos ciegos y mecánicos, sometiéndole a la esclavitud, la insatisfacción profunda y el sufrimiento inútil.

De acuerdo a las grandes tradiciones espirituales, el *jivan-mukta* ha hecho lo que tenía que hacer, ha cumplido su destino, ha despertado su maestro interior y ha cruzado de la orilla de la servidumbre a la de la libertad. Su vida ha adquirido así el mayor sentido, y con ello ha hecho una aportación valiosísima a la humanidad.

El liberado-viviente ha conquistado una estabilidad anímica completa, aunque a veces su comportamiento pueda resultar sumamente desconcertante, pues no sigue la lógica ordinaria y resulta imprevisible. Su armonía interna deviene al asentarse en una ecuanimidad total, pues su propio gozo interior (*ananda*) le permite desapegarse por completo del disfrute y dependencia sensoriales. Se sitúa más allá del conflicto e incluso supera el miedo a la muerte, habiendo adquirido total aceptación de la inevitabilidad. Su serenidad resulta contagiosa y vive la vida sin confrontaciones o conflictos inútiles, fluidamente, con naturalidad, firme, pero sin engendrar oposición, aceptando los hechos incontrovertibles y cabalgando sobre ellos sin resistencias innecesarias. Ve las cosas como son, sin autoengaños y es dueño de un conocimiento directo e inmediato, que no se deja empañar por proyecciones o viejas asociaciones. Se ha liberado de fórmulas, dogmatismos, etiquetas y convencionalismos. Vive conectado con el instante, desde su ser central hacia la periferia, habitando en los planos más tranquilos y límpidos de su interioridad, como un espejo que refleja el Universo. Ha ampliado su comprensión hasta los límites y se mantiene imperturbablemente lúcido, atento y ecuánime en este mundo de apariencias y claroscuros, viendo las cosas como son y sin dejarse envolver por la imaginación incontrolada, memorias distorsionantes o viejos patrones. Está sin estar (que es la manera más íntima de hacerlo), evitando arrastrar el momento pasado al momento presente, sabiendo asir y soltar, siempre renovado, en apertura amorosa.

El *jivanmukta* o *arahat*, el liberado-viviente o despierto, ha experimentado la transformación completa que exige la autorrealización y se ha convertido en consciencia-testigo que, con su capacidad de inhibir los procesos mentales, no se modifica; se ha convertido en el soberano de sí mismo, libre de oscurecimientos mentales, sin dejarse atrapar por acumulaciones psíquicas, liberado de la sujeción de sus envolturas psicosomáticas (aunque son su vehículo mientras habita en este mundo), sanamente autodominado, pero espontáneo, libre de temores inútiles. Con el *samadhi*, ha hallado la recompensa a todos sus desvelos, a sus esfuerzos por establecerse en su naturaleza real.

Una persona como el *jivanmukta* ha dado el salto del homoanimal al verdadero ser humano, completando su evolución consciente y despertando a una nueva manera de ser y reaccionar. Ha roto la tiranía de su naturaleza mecánica y ha dejado de ser cautivo de las apariencias y de las tendencias insanas de la mente. Ahora es realmente libre.

Desde muy antaño, el yogui se proponía esta meta e incluso si no llegaba a ella, la conservaba como su referencia, estímulo e inspiración. Para poder aproximarse a este estado, se ha servido de enseñanzas, métodos y técnicas: el legado impagable de los maestros que han ido enriqueciendo el gran río del yoga con sus experiencias y lúcidas aportaciones, nacidas siempre de la verificación personal y donde nada se ha dejado al azar. Así, el caudal de este fabuloso río no solo no ha decrecido, sino que, por el contrario, se ha ensanchado, a pesar del gran número de embaucadores, impostores y mercenarios del espíritu que han surgido en los últimos tiempos.

Para lograr la transformación interior, la elevación de la mente, la evolución de la consciencia, el yoga pone a disposición del aspirante instrucciones solventes para que pueda conocerse, aprender a interiorizarse, desarrollar la percepción introspectiva y descubrirse, liberándose de las apariencias y conectándose con su realidad más íntima. Todo ello representa el denominado trabajo interior o trabajo sobre el Sí-mismo, a fin de activar los potenciales ocultos, estimular las funciones de la mente, resolver los conflictos internos y contar con más energía para aproximarse a los estadios más elevados de consciencia. Todo ello es lo que, insisto, configura el trabajo interior, que iremos examinando en sucesivas páginas.

En todo ser humano –y así se ha considerado desde tiempos remotos, no solo en el yoga, sino en muchas técnicas de autorrealización orientales y occidentales– existe una persona aparente o externa y una persona real o interna. La gran mayoría de los seres humanos habitan en la persona externa, resultando mecánicos, inconscientes, dependientes de sus impulsos y sujetos a su yo-físico, su yo-mental y su yo-emocional. Así, el ser humano se deja pensar por sus pensamientos, sentir por sus sentimientos y ser vivido por la vida, como una infinitud de tendencias o fuerzas contrapuestas que crean caos y conflicto. Esto hace que en la mente aniden tendencias insanas y muy aflictivas como la ofuscación, la avaricia, el odio y tantas otras, generando mucho sufrimiento. La persona no es en absoluto dueña de sí misma y está sometida a toda suerte de ambivalencias, tensiones, profunda insatisfacción y falta de autodominio.

El hombre-aparente se apoya en la máscara burda de la personalidad, la imagen y la autoimagen. En suma, en todo aquello que es adquirido y que se ha ido acumulando en él a lo largo de los años. Se convierte en un resultado o producto psicológico y cultural, sin libertad real, sometido a la servidumbre de sus costumbres, conocidas en el yoga como *samskaras*, que le roban la libertad en pensamiento, palabra y obra. Por eso, el yogui aspira a la libertad interior, a recuperar al hombre-real y despojarse del hombre-aparente, a convertirse en soberano de sí mismo. Es la larga marcha hacia la autorrealización, sin duda el aporte más valioso que uno puede ofrecer a sí mismo y a los demás. Distintos obstáculos habrán de superarse, empezando por la ignorancia básica de la mente (causa de tanto engaño y sufrimiento) y otros, señalados por Patanjali como: el apego, la aversión, el egotismo y el anhelo de existencia personal. También habrá que superar la dispersión mental, las emociones negativas, el desequilibrio psicosomático, los sentimientos destructivos, la indolencia y la falta de confianza en las propias posibilidades.

Para sortear las dificultades, el yogui requiere del esfuerzo bien dirigido, la disciplina, la autovigilancia (de mente, palabra y cuerpo), la indagación interna (*vichara*), el desapego y la purificación del discernimiento. Mediante el trabajo interior, el intelecto va dando paso de manera gradual a la intuición. Asimismo, se va desarrollando la consciencia para disipar la ignorancia y finalmente conseguir cruzar de la orilla de la servidumbre a la de la libertad.

El hombre-real o centro ontológico que reside en la persona se hace más evidente en la medida en que el practicante se libera de la sujeción al cuerpo, la mente y las emociones, y se establece como un observador inafectado, por encima de los procesos de identificación que lo limitan. Esto le permite actuar con mayor libertad y consciencia, sabiendo compaginar la lucidez y la compasión. Ahora no solo quiere conocerse, sino también conocer al conocedor. Mediante el trabajo interior, el hombre-real despierta paulatinamente de un sueño profundo y prolongado. Entonces, aun siendo todo igual, todo comienza a ser distinto. El hombre-real penetra en la esencia de las cosas y no vive de acuerdo con los espejos distorsionantes de la mente. Ha surgido una nueva persona, que no solo conoce, sino que realmente comprende. El hombre-aparente es víctima de la dualidad, que engreda multiplicidad y visión caótica. El hombre-real se establece en la unidad y su visión es de unificación y plenitud, pues solo en esa visión de unidad hay una percepción de totalidad.

4. En busca de la liberación

El proceso no es corto ni fácil, pero es que nadie dijo nunca que haya atajos para llegar al cielo. De nada sirve regatear esfuerzos en este viaje de la consciencia hacia el despertar, y menos aún las chucherías espirituales, los placebos, las falsas expectativas, la impaciencia o la superstición.

Autodominio y autoconocimiento

El yoga es un camino del medio que evita tanto la autocomplacencia como la automortificación, tanto la autoindulgencia excesiva como el autorrigor. Se valora el esfuerzo consciente, la voluntad intrépida, el poder interior y la tenacidad, pero todo en su justa medida, con actitud equilibrada. Sin motivación y esfuerzo, sin firme resolución y asidua práctica, no hay mejoramiento humano ni evolución. La desidia, la pereza, la inercia y la indolencia son obstáculos. En este sentido, los yoguis se identifican con las palabras del Buda, que dice:

No conozco nada tan poderoso como el esfuerzo para vencer la pereza y la indolencia.

El practicante evita el extremo de la ascesis y el del encadenamiento a los placeres fenoménicos. En uno y otro sentido, apela a la visión clara y la ecuanimidad. Ambos extremos son trampas, emboscadas, cepos. Para estar en el camino del medio se requiere autodominio. No es fácil. Los órganos sensoriales buscan y se aferran a las sensaciones gratas y huyen de las ingratas. El sabio, en cambio, trata de ser él mismo ante lo grato e ingrato, el halago y el insulto. Habitando en esa gran fuerza y consejera que es la ecuanimidad, uno logra sustraerse a las trampas del apego y la aversión, consiguiendo una visión más amplia e incondicionada.

Para el yogui, el autodominio representa una prioridad, pero basándose en el juicio lúcido y ecuánime. Este aprende a poner bajo el yugo (yoga) de la voluntad las tendencias de su organización psicosomática, convirtiéndose, hasta donde es posible, en dueño de sí mismo, desrobotizando las pulsiones mecánicas, lo que indudablemente requiere una aplicación continuada de la práctica correcta. Pero este dominio no es un fin, sino solamente un medio, una simple técnica. El control es autovigilancia, es la toma de consciencia de sí mismo y de las propias manifestaciones. Cuando son necesarias, las correcciones precisas del carácter y de los hábitos resultan ineludibles, así como también la sublimación de las energías y la reeducación de las tendencias. Cuanto más inteligente sea el autodominio, más favorable resultará el proceso. Un autocontrol irracional, mecánico o inconsciente, sin directrices lúcidas, no es autocontrol, sino la más fea represión, que mutila las propias energías. El autocontrol yóguico encuentra su razón de ser como procedimiento para perfeccionar todos los elementos constitutivos de la persona, impedir el encadenamiento a fenómenos externos o internos y evitar desviaciones innecesarias en el sendero hacia la autorrealización. El verdadero autodominio procura fuerza y no la roba, causa poder interior, pero no lo sustrae, aumentando la capacidad de resistencia interna y enseñando a la persona a situarse por encima de su cuerpo y su mente.

El autodominio debe ser asociado con el afán y la óptima disponibilidad para conocerse, o sea, para facilitar el autoconocimiento y, por tanto, el descubrimiento interior. El ser humano ha aprendido muchas cosas, pero no ha aprendido en realidad sobre sí mismo. Su sed de conocimiento no se ha visto correspondida por la de autoconocimiento. Está dispuesto a invertir decenas de años en conocer algo, pero ni diez minutos en conocerse a sí mismo. Hay personas que al morir saben menos de sí mismas que de aquellas con las que se cruzaron ocasionalmente. Han vivido con un gran desconocido, creyendo lo contrario por haberse percatado de un par de rasgos de carácter; ni siquiera se han planteado la posibilidad de conocerse, considerando que se trata de una simple actitud de místicos y contemplativos.

Conocerse es saber de sí mismo, de qué o quién se oculta detrás de las envolturas psicosomáticas, de si algo o alguien rige esta organización psicofísica. Pero no se trata de hacerlo solo en un nivel analítico o intelectual. Es muchísimo más. Conocerse es entrar en comunión con la persona-real que todos llevamos dentro, sin dejarnos confundir o absorber por la persona-aparente; es saborear la esencia que hay en uno, establecerse en el observador. Conocerse es percibir la auténtica naturaleza interior y dejarse guiar por ella; es descubrir nuestros mecanismos internos, las causas de los mismos y las causas de esas causas; es remontar la corriente de los pensamientos y encontrar su fuente y la fuente de esa fuente; es percibir el yo superior que hay detrás de las envolturas que son el cuerpo (vital o energético), la mente y las emociones. Conocerse es tomar consciencia de esa unidad interna y de su conexión con la unidad cósmica; es experimentar la potencia macrocósmica en el propio microcosmos y comprender el rol que uno interpreta en la representación universal, asumir con consciencia el propio *dharma* y tratar de ganar lucidez y compasión.

El autoconocimiento, en el más alto sentido, es autorrealización, y la autorrealización es sabiduría. Realizarse es hacer real lo que en uno nunca dejó de serlo. Para los yoguis, la experiencia de ser (o no-ser) representa el más elevado autoconocimiento, pero, para llegar a la expresión más alta del mismo, se debe pasar por otras inferiores, recorriéndolas estación tras estación en el viaje hacia los adentros, atravesando, como especifica el maestro Eckhart, capa tras capa hacia lo más hondo del ser. Se trata de un autoconocimiento que no solo es debido al análisis intelectual, sino que se apoya también en una visión intuitiva y conectada con la vida interior. En ese sentido, la expresión más elevada y trascendente se conoce como autoconocimiento yóguico. El autoconocimiento meramente analítico o intelectual es muy parcial e incompleto, y está lleno de fisuras, pues conocer a través de un ego condicionado reporta un conocimiento condicionado. No se trata solo de percibir los propios complejos, traumas, agujeros psicológicos y frustraciones, sino de conocer lo que está detrás de todo ello. Tampoco se trata de obviarlos, desde luego, sino de desenmascararlos intrépidamente para transformarlos, yendo más allá del *sustratum* psíquico. Para esto hay que observarse sin juicios ni prejuicios, indagar, meditar, sentir al que siente, conocer al que conoce, y en último término, ir a la fuente de uno mismo.

A veces, la autobservación es dolorosa, porque uno ve lo que tanto tiempo se ha empeñado en ocultar para seguir jugando al escondite consigo mismo. Es un camino de sangre, dijo Jung, pero solo mediante ese mirar atento y desprejuiciado, superando los «puntos ciegos» y las resistencias, podemos comprender qué es adquirido y qué es real. Hay que estar atento y receptivo, sin incurrir en la autorrecriminación ni la autoindulgencia. No es un proceso fácil, porque el ego se levanta con todo su arsenal de defensas, se afianza aún más para boicotear una búsqueda que le debilitará en grado sumo. Pese a esto, el yogui no se amedranta y prefiere, en palabras del Buda, «morir en el campo de batalla que vivir una vida de derrota».

Mediante el autodominio sano, la observación de sí y el autoconocimiento, nos iremos desplazando de lo aparente y

adquirido a lo real, de las «envolturas» al ser. Así, el yogui se
adentra en cuatro sendas:

1. La observación de sí. Todos los descubrimientos se hacen a través de la observación. Mediante la observación
   y el examen de uno mismo, uno se va descifrando y conociendo. Esta observación de sí, que incluye la vigilancia de mente, palabra y obra, tiene que ser lo más
   aséptica posible, evitando la autorrecriminación y la autocomplacencia. A través de la senda de la observación
   de sí, uno penetra en la del autoconocimiento.

2. El autoconocimiento. Durante este proceso, uno va
   comprendiéndose para superar autoengaños y justifi-
   caciones falaces. Se aprende a conocer las reacciones
   egocéntricas, los agujeros psicológicos, las carencias
   emocionales, el influjo implacable de las pulsiones e
   impregnaciones inconscientes, y todo aquello nocivo
   e insano presente en uno mismo. Con la comprensión
   de ese lado oscuro, esos lastres o impedimentos, uno
   puede comenzar a transformarse. Ahora bien, se trata de
   conocer al conocedor. El propósito elevado del yogui es
   descifrar y descubrir su propia identidad, como sea que
   queramos denominarla.

3. La transformación. Para poder sustraer una espina, hay
   que saber dónde se encuentra ubicada. Solo en la media
   en que uno va descubriendo lo que hay que transformar,
   puede ponerse manos a la obra para llevarlo a cabo. El cam-

bio interior, la mutación psíquica, sin duda es difícil, pero resulta imposible si no sabemos qué hay que cambiar. Por eso, la transformación interior tiene por objeto poder abrir una brecha de luz en la espesa niebla de la mente para poder ver la Realidad y sacar lo mejor de nosotros mismos.

4. La autorrealización. Una cosa es egorrealización y otra autorrealización. Para poder obtener la percepción de la Realidad, los grandes maestros nos han dejado sus enseñanzas, que han sido transmitidas oralmente (aunque existen numerosos textos que encierran un hondo conocimiento espiritual). La verdadera autorrealización sucede cuando uno puede ir más allá de su asfixiante ego. Aunque el yoga proporcione bienestar psicofísico y procure un estado de sosiego y plenitud –eso es indiscutible–, es sobre todo una senda hacia la transformación y la libertad interior. No cabe duda de que es un método de mejoramiento humano, el primero del Orbe, pero es principalmente una técnica para el desarrollo del entendimiento correcto y la realización del Sí-mismo.

La introspección: el descubrimiento interior, la quietud y la presencia

Descubrirse interiormente es una de las más hermosas motivaciones que el ser humano puede tener. Al descubrirnos a nosotros mismos, no solo descubrimos a los demás, sino tam-

bién las leyes del universo; somos capaces de discernir entre
el yo esencial y el no-yo. Buscando en lo profundo, ahondando
en el origen del pensamiento, llegamos al testigo que observa
sin implicarse. Esta búsqueda introspectiva nos conducirá al
lado más genuino y tranquilo de nosotros mismos. La autoindagación nos permitirá ver el rostro original. ¿Quién soy yo?
¿Quién se esconde en este cuerpo que día a día envejece, tras
esta mente voluble y cambiante, tras este sistema emocional en
continua efervescencia? El yogui desea liberarse de sus envolturas psicosomáticas para poder establecerse en su energía de
Ser y poder vivir a través de ella con independencia y sosiego.

Vichara es la intensa autoinvestigación impulsada por el
anhelo de encontrar respuesta al ¿quién soy yo? ¿Quién es este
que se arropa tras un nombre convencional y está dominado
por un manojo de hábitos y tendencias? ¿Quién es asaltado por
emociones y pensamientos? ¿Quién reacciona?

Mediante esta indagación, retrotrayéndose a estas preguntas
con el deseo ardiente de llegar a lo profundo, el yogui empieza
a trasladarse de la periferia al centro, de lo aparente a la presencia real. Esta implacable autoindagación que impone la técnica
del *vichara* nos ayuda a separarnos de los procesos psíquicos y
a permanecer en la energía del observar inafectado. Se rompe
la identificación ciega y mecánica.

Indagación ardiente sí, pero con paciencia y ecuanimidad.
La respuesta puede tardar años, pero en su momento aparecerá
como un «golpe de luz», un *insight* profundo y transformador.
Se obtendrá de manera intuitiva e implosiva, a través de una

percepción muy profunda de la naturaleza real. No aparecerá formulada en palabras ni conceptos. A todo este respecto, la *Kena Upanishad* nos dice:

> ¿Qué induce a la mente a vagar en pos de su designio? ¿Quién impele a la vida a impulsar su viaje? ¿Quién nos mueve a expresar estas palabras? ¿Qué espíritu se oculta tras el ojo y el oído?
>
> Es el oído del oído, el ojo del ojo y el habla del habla; la mente de la mente y la vida de la vida. Los que siguen el camino de la sabiduría pasan más allá y, al dejar este mundo, alcanzan la inmortalidad.

Se trata de una búsqueda, una llamada, una súplica insistente para que la persona real se manifieste: ¿quién soy yo? El yogui lanza la pregunta a los abismos del ser y espera una respuesta. La pregunta puede permanecer presente en cualquier momento, lugar o circunstancia. Hay un estado de espera a la vez paciente y vigoroso; un anhelo de encuentro con el que se esconde tras el nombre y la forma que hacen posible toda actividad psíquica. Río, sufro, deseo, padezco, pero ¿quién soy yo? ¿A quién se le ocurren los pensamientos? Se activa el discernimiento que conecta con la presencia más allá de lo que se experimenta. Este se va agudizando y purificando, y empieza a actuar en niveles muy profundos e inteligentes, discriminando entre lo esencial y lo accesorio, lo transitorio y lo real, y actualizando poco a poco la energía de la intuición reveladora. Fue Swami Chidananda de Rishikesh quien me dijo en una de nuestras largas conversaciones:

Hay que apoyarse en la inteligencia para avanzar más y más, gradualmente. Con ayuda de la inteligencia se puede alcanzar la intuición, que es un estado supramental. La meditación es el único medio, es la llave que nos permite abrir la puerta de acceso a la supramente y, mediante ella, trascender la inteligencia común para establecernos en este estado supramental.

El conocimiento interior es en parte racional y en parte intuitivo. Hay un proceso de actividad y uno de pasividad. Actividad en tanto que hay que buscar; pasividad en tanto que hay que esperar la autorrevelación del yo superior. Cuando actividad y pasividad están perfectamente combinadas, aceleran el descubrimiento interior.

La quietud interna es altamente deseable. Ella nos sitúa en contacto con los planos profundos del ser y renueva toda nuestra existencia. Cuando le pregunté a Swami Krishnananda qué era lo más recomendable para obtener la quietud interna, respondió:

> Entender la naturaleza del Universo como un ser real. En el mismo momento en que el practicante comprenda eso de veras, en toda su profundidad, la mente se concentra de forma automática, la agitación mental cede, la quietud es un hecho.

La quietud interior no sobreviene gratuitamente. Hay que buscarla. Aunque hay personas más predispuestas hacia la quietud, para desarrollarla en máximo grado se requiere un entrenamiento adecuado. Además, es necesario descubrir los elementos perturbadores o que dificultan esa quietud interior. Si la persona permanece sojuzgada por toda clase de apegos, la quietud es imposible. La más sólida quietud interna sobreviene cuando el individuo se ha establecido en el desapego. Solo entonces no hay nada que temer, ni nada que perder. La persona aprende a permanecer ecuánime y ser ella misma. Esa quietud puede mantenerse incluso en momentos de febril actividad, porque el yogui se ejercita en el difícil arte de ser activo en la inacción y pasivo en la acción. Mediante un esfuerzo vigoroso y constante por ganar la serenidad y sostener la ecuanimidad, el practicante va conquistando un estado interno imperturbable, a pesar de las circunstancias que tienden a desestabilizarlo. Dicho estado resulta sumamente plácido, pero su gran poder reside en que hace posible la percepción de la presencia pura del Ser mediante la neutralización de las impresiones subliminales del subconsciente. Cuando los procesos mentales son inhibidos y el apego mitigado, entonces lo más genuino de uno comienza a manifestarse. A través de esa esencia –como quiera que se la denomine– sobreviene un sentimiento de unidad con la totalidad y se trascienden las tendencias insanas. Sabias palabras las de la *Isha Upanishad*:

> Mas quien ve por doquier el yo en todas las existencias y todas las existencias en el yo, de allí en adelante no se sobrecoge ante nada.

Desde tiempos inmemoriales, el yogui a valorado aprender a estar en silencio y quietud consigo mismo, porque cuando el pensamiento cesa, se revela la luz del ser, y cuando la mente se acalla, la esencia se manifiesta. Por eso, aprender a desidentificarse de los pensamientos para poder residir en la naturaleza real o el Símismo ha sido una constante en la dilatada historia del yoga. La persona se inunda de un torrente energético de bienaventuranza y quietud sublimes al no interponer las corrientes psicomentales entre sí misma y su esencia. La *Kaushitaki Upanishad* nos orienta:

No es el habla lo que deberíamos querer conocer; deberíamos querer conocer al que habla.

No es lo visto lo que deberíamos querer conocer; deberíamos querer conocer al que ve.

No es el sonido lo que deberíamos querer conocer; deberíamos querer conocer al que oye.

No es el pensamiento lo que deberíamos querer conocer; deberíamos querer conocer al pensador.

Cuando la persona reposa en sí misma –silenciada la mente y desplazada la atención al origen del pensamiento–, conecta con otra realidad de ser y se experimenta un estado de dicha indescriptible al lado del cual cualquier otro palidece. Son palabras de la *Maitri Upanishad* las que nos dicen:

Las palabras no pueden describir el gozo del alma cuya escoria se ha depurado en profunda contemplación, pues se ha unificado con su *Atman*, su propio espíritu. Solo los que sienten ese gozo saben lo que es.

Así como el agua se unifica con el agua, el fuego con el fuego y el aire con el aire, así también la mente se unifica con la mente infinita y así alcanzará la Liberación.

Esa es la meta para el yogui, porque representa el hallazgo y la respuesta, el principio y el fin, el sentido del sentido. Pero para hacer posible ese desplazamiento se requieren unos vehículos, los que proporciona el yoga, y que han sido aprovechados por todas las técnicas de autorrealización de Oriente, pues la Realidad es una y, como dice la *Katha Upanishad,* «quien ve la variedad y no la unidad, muere una y otra vez».

Cuando una mentora muy anciana iba a morir, sus discípulos la rodearon compungidos y ella amorosamente los miró y dijo sus últimas palabras: «Estad siempre tranquilos, tranquilos, tranquilos».

Mi amigo del alma, Babaji Sibananda de Benarés, a menudo me decía: «No te preocupes nunca. Estate tranquilo».

Insistamos en ello, recordémoslo, metabolicémoslo: no hay nada que pague un instante de paz. Porque de la paz nace la claridad, de la claridad nace la visión justa, de la visión justa nace la ecuanimidad y de la ecuanimidad nace la Sabiduría.

El trabajo interior

Si el ser humano estuviese en los límites de su evolución interna, no sería necesario que trabajase sobre sí mismo. Pero la consciencia se encuentra a medio camino. Tenemos una consciencia semidesarrollada o crepuscular que, sin duda, puede evolucionar si nos lo proponemos y contamos con las herramientas necesarias para ello. Para tal fin, se ha diseñado lo que llamamos «trabajo interior». Ha habido un estancamiento en la evolución de la consciencia y la misma resulta exasperantemente lenta. ¿Qué ha cambiado en miles de años? Las condiciones externas no favorecen en nada el desarrollo interior, que se ha visto absolutamente desatendido si se le compara con el progreso externo.

El semidesarrollo resultante origina la ignorancia básica de la mente o nesciencia, las emociones insanas, la visión insuficiente y el proceder inadecuado. Al llegar a la edad adulta, el individuo se estanca en su armónico proceso de individuación, siendo víctima de infinidad de pulsiones psíquicas contradictorias. La consciencia está empañada. Además, como reza la antigua instrucción, «lo que no evoluciona, tiende a degradarse». Somos una marioneta de nuestras propias acumulaciones psíquicas, tanto de las influencias externas como de las de nuestro interior, como una hoja a merced del viento. En este estancamiento de la consciencia, la vida se desliza hasta su final, salvo que uno dé comienzo al trabajo sobre sí mismo para despertar. Aun estando la consciencia dormida o semidormida, existe un «yo interior» que –como si sintiera necesidad de una realidad más fructífera o reveladora– trata de impulsarnos hacia planos más elevados de consciencia. De ahí la profunda insatisfacción existencial que experimentan muchas personas. Este descontento nos incita a buscar respuestas. Solo mediante el trabajo interior que exige el adiestramiento yóguico, es posible completar la evolución interna, para poder transformar las tendencias negativas en energías positivas, como un alquimista que se propone transmutar los metales de baja calidad en metales preciosos. El yoga es una alquimia interior que representa una profunda mutación psicomental.

Desde los primeros momentos en la historia del yoga, el practicante se propuso, como un verdadero guerrero e intrépido espiritual, superar la condición (in)humana para poder librarse del lado más oscuro de la mente. Esto le permitió el florecimiento de un lado más cooperante, venciendo así tendencias insanas (ofuscación, avidez, odio) y fomentando las sanas (lucidez, generosidad, compasión). Si tenemos en cuenta los horrores y atrocidades que ha provocado el ser (in)humano, que ha teñido la tierra de sangre una y otra vez, no es de extrañar que los yoguis quisieran, y quieran, superar la condición (in) humana. Con toda razón, los primeros yoguis pensaban que, de ser posible superar esta condición, el verdadero ser humano sería causa de amor y no de odio, de generosidad y no de avaricia. La pena que hemos pagado por la falta de lucidez ha sido pavorosa. Si uno reflexiona rigurosamente, lo que el ser (in)humano ha hecho es para enloquecer, pues ha masacrado, milenio tras milenio, a otras personas, a los animales y al planeta mismo.

Todas las técnicas del yoga se centran en el desarrollo, la purificación y el perfeccionamiento del practicante. Tales son los pilares del trabajo interior. Asimismo, no existe una sola técnica del yoga (sea psicofísica, psicomental, psicoenergética o psicoespiritual) que no procure el sosiego de quien se ejercita. Gradualmente, el trabajo interior convierte a la persona ordinaria en una más elevada, a la persona de visión ofuscada en una de visión penetrante y lúcido entendimiento. El ser humano puede hacer mucho por sí mismo cambiando su propia mente, que es causa de esclavitud y sufrimiento innecesario. Así, esquivando la resignación a su semidesarrollo, una persona puede obtener quietud, y, por ende, claridad mental y lucidez en su actuar. En ese sentido, el yoga es el primer método de mejoramiento humano del orbe. El yogui se acepta conscientemente, pero no se resigna fatalmente a sus limitaciones, puesto que entiende que él y todos somos seres de aprendizaje y podemos continuar instruyéndonos hasta el final de nuestros días.

Trabajar interiormente es trabajar sin tregua para que aflore lo mejor de uno mismo. Se trata de abrir una senda hacia la naturaleza real que palpita dentro, unificar la consciencia, someter hábitos y tendencias de carácter nocivo, conocer y reorientar las fuerzas ciegas del inconsciente, cultivar y desarrollar la atención mental pura, erradicar las cualidades negativas y promover las positivas, mejorar las relaciones con uno mismo y con los demás, vivir sincrónicamente en el presente, encauzar las energías físicas y mentales, acrecentar la consciencia y actuar con lucidez y compasión. El yogui trabaja para conseguirlo porque comprende que le falta mucho de todo esto. Apela a su inteligencia primordial y sus buenos sentimientos con inquebrantable motivación para mejorar.

El trabajo sobre uno mismo es un trabajo de gran envergadura, que exige muchas modificaciones de carácter, así como también discernimiento claro para que aflore una ética genuina que permita traspasar los denominados pares de opuestos. Este trabajo requiere la movilización de todos los potenciales de la voluntad y las técnicas yóguicas, experimentadas a lo largo de milenios, y que nos ayudan a llevar a cabo los pasos necesarios para acelerar la evolución interna. Este desarrollo no llega por sí mismo y sin esfuerzo. Es necesario cambiar actitudes y enfoques, reorganizar la vida psíquica, superar la ofuscación, propiciar la lucidez y desmantelar hábitos nocivos. En resumen, llevar a cabo un elaborado conjunto de técnicas que no solo nos procurarán mayor bienestar y equilibrio, sino que nos permitirán distinguir entre lo esencial y lo aparente, reportarán sabiduría transformativa y nos ayudarán a despertar a nuestra verdadera naturaleza. Por eso el yoga es meta y es medio; apunta a un fin, pero provee todas las técnicas, enseñanzas y actitudes para poder aproximarse al mismo.

En el yoga hay mística, filosofía, metafísica y medicina natural, pero el yoga es básicamente un verdadero arsenal de técnicas para el autoconocimiento y por eso ha sido incorporado a todos los sistemas soteriológicos de Oriente, desde el hinduismo al budismo, desde el tantra al jainismo, pasando por el zen, el budismo tibetano y otras numerosas técnicas de autorrealización.

Hay que entender el trabajo interior de manera integral, pues pretende un desarrollo completo y armónico del individuo sin excluir ninguno de sus planos. Los grados expuestos por Patanjali abarcan la totalidad de la persona, del mismo modo que el Noble Óctuple Sendero mostrado por el Buda procura todas las actitudes y técnicas para la mutación consciente. La triple disciplina aconsejada por el Buda (conducta ética, entrenamiento mental y sabiduría) es también asumida por el yogui, pues forma parte de la columna vertebral del trabajo interior. Tanto la vigilancia (o austeridad) sobre el cuerpo, la palabra y la mente como el esfuerzo bien encaminado, el desapego y, por supuesto, la aplicación de técnicas (*pranayama*, *pratyahara*, *dharana*, *dhyana* y otras) son necesarios para cultivar estados yóguicos de consciencia. Todo ello debe estar encaminado al *samadhi*, pero esto no quiere decir que en el desplazamiento hacia el mismo no se consigan otros frutos, aun si la experiencia samádhica no llega. Con el trabajo interior intentamos influir en el cuerpo físico y en el cuerpo energético, poniéndolos al servicio de la Búsqueda para estimular los estadios más elevados de la consciencia, que son los que procurarán la ética genuina, la concentración y la Sabiduría.

Afortunadamente, hemos recibido mucha información y gran variedad de «cartografías» de los antiguos yoguis y maestros despiertos que nos orientan en el trabajo sobre el Sí-mismo, pues este requiere la meditación y la aplicación de la introspección.

Es posible que la interiorización sea una técnica tan antigua como el *homo sapiens*. Ha sido utilizada por yoguis, anacoretas, místicos, ascetas, monjes budistas, devotos, jainas, sufíes, gnósticos, etc. Es una senda hacia las profundidades de uno mismo, un viaje a los adentros, hacia nuestra realidad más íntima. Retirando la consciencia de los órganos sensoriales a fin de neutralizar esta dinámica y superar las influencias externas, la atención se dirige hacia adentro, en busca de la sabiduría más escondida. Esta aventurada empresa no siempre está exenta de riesgos, pues busca un conocimiento allende el mundo fenoménico. El yogui se impone una rigurosa y paciente búsqueda interior, un viaje hacia el centro del ser, el denominado «núcleo del núcleo» por los sufíes. La interiorización es recogimiento, introspección, ahondamiento en uno mismo. Va intensificándose en la medida en que se acentúa la retracción sensorial y el pensamiento es subyugado. Se consigue la llamada «mirada interior», tan estimada por los místicos de todas las tradiciones. Este proceso de adentramiento progresivo lleva a una abstracción reveladora, que proporciona un tipo especial de conocimiento, transforma y genera sosiego y ecuanimidad inquebrantables, además de una alegría avasalladora.

En mi relato iniciático-espiritual, *El Faquir*, hago referencia a la metafóricamente denominada «La Mansión del Silencio», el Nirmanakala, que es un estado de consciencia sin pensamiento, de completo vacío, al que accede el yogui a través de sus técnicas y en el que encuentra un tipo de percepción muy diferente a la ordinaria, por completo transformativa, capaz de mutar realmente la consciencia. Ese estado de mente que es no-mente o *unmani*, funciona por parámetros y leyes incomparables a los de la mente ordinaria. Ese es el ángulo de quietud (a la vez personal y transpersonal) que han conocido de primera mano tanto los místicos orientales como los occidentales. El yogui aprende a desligarse de sus ataduras (cuerpo, órganos sensoriales, mente) y accede a ese especialísimo y revelador estado mental, como un ojo de buey que apunta al Infinito.

5. Los caminos tradicionales

Tres han sido los caminos tradicionales y fundamentales hacia la experiencia liberatoria: el de la acción desinteresada (*karma-marga*), el de conocimiento supremo o Sabiduría (*gnana-marga*) y el de la devoción mística (*bhakti-marga*). Estos tres caminos o *margas* se complementan entre sí. A ellos pueden sumarse otros, como el del trabajo consciente sobre el cuerpo y las energías, el del dominio sobre la mente y las funciones mentales, y demás. Son diferentes sendas hacia la cima de la consciencia, distintas vías para aproximarse al *samadhi* y a la condición del *jivanmukta*. Pero la senda principal, la más antigua y reconocida, y en las que se inspiran o apoyan las demás, es la del *radja-yoga* o yoga real, pues muestra, como tendremos ocasión de examinar muy extensamente, todas las enseñanzas y métodos para el dominio de la mente y para ir más allá de la misma. Este es el camino (*marga*) real (*radja*) y sobre el que pivotan todos los otros caminos o formas de yoga. El *radja-yoga* es la senda directa hacia la transformación profunda, y para ello se sirve de otros caminos o *margas*.

Karma-marga

El ser humano vive dominado por la acción y por los resultados de la misma. La acción atrapa, envuelve, encadena al ser humano, le aliena, le roba su identidad, pues tan identificado se siente con ella que deja de ser él mismo, lo atrapa y lo mantiene dormido. Sin embargo, el yogui aprende a utilizar la acción como técnica de liberación, como medio de trascendencia. Para ello debe adiestrarse en el desapego, en la acción desinteresada, en la renuncia a los frutos de la acción. Debe actuar conscientemente, gozando del proceso mismo de la acción, confiando en unos resultados que, de llegar, lo harán por añadidura. Es el amor a la obra por la obra misma. Es la acción consciente y generosa, menos egocéntrica y menos ávida.

El yogui aprende a ser activo en la inacción y pasivo en la acción; aprende a mantenerse a distancia de sus actos, pero efectuándolos con destreza, con lúcida y plena consciencia, diligente y concentrado, pero libre, independiente, siendo él mismo a pesar de la acción. Por frenética que esta resulte, el yogui sabe que es la sustancia primordial o *prakriti* lo que actúa y jamás su Sí-mismo o *purusha* (de acuerdo al *samkhya*). Leemos en la *Bhagavad-gita*:

Quien ha penetrado en los principios de las cosas, iluminado por el yoga, dice: «Yo no obro», y al ver, oír, gustar, sentir, comer, moverse, dormir, respirar, hablar, absorber, arrojar, abrir o cerrar los ojos, sabe que no es él, sino solo sus sentidos los que actúan sobre los objetos.

El yogui canaliza toda su atención mental hacia la acción que esté llevando a cabo, pero comprende que una cosa es él y otra, su mente, y así se distancia de la misma, permanece en planos profundos e inafectados de su ser, no se deja desintegrar por aquella. Citemos de nuevo la *Bhagavad-gita*:

> ¡Oh, Dhananjava! No puede ser dominado por sus obras quien gracias al conocimiento ha destruido la duda, quien está por encima de las obras gracias al yoga y quien está en posesión del yo.

La acción desinteresada no genera *karma* ni encadena a la rueda del *samsara*. Pero aun para quien no tenga ese tipo de creencias, el *karma-marga* o yoga de la acción es sumamente importante, pues ayuda a cultivar una actitud de gran equilibro en el devenir cotidiano. Podemos resumir esta valiosa enseñanza en los siguientes puntos u orientaciones:

- Haz lo mejor que puedas en todo momento y circunstancia.
- No te obsesiones con los frutos o resultados de la acción.
- Actúa con consciencia y generosidad, convirtiendo la acción en una herramienta de autodesarrollo.
- La acción es importante, pero tú eres más importante que la acción, así que no te dejes atrapar ni alienar por ella.

- El camino ya es la meta; la ladera de la montaña ya es la cima. El proceso cuenta y hay que vivir cada momento como si fuera el primero y el último.

Como decía Vivekananda: «Actúa, actúa, actúa, pero que ni una sola onda de inquietud alcance tu cerebro». Y también: «Las manos en la obra, pero la consciencia conectada con lo alto».

El karma-yogui se entrena en el desapego y el desprendimiento a través de la meditación y el discernimiento sagaz. Sabe que es como un pasajero en este planeta y hace lo mejor que puede, libre de avidez y obsesión, entendiendo que al final habrá que soltar este cuerpo. Como me decía mi entrañable y admirado amigo Baba Shivananda de Benarés: «Este mundo es un decorado y no nuestro verdadero hogar. Venimos y nos vamos. Nada tan importante como la meditación y el amor».

Con la actitud del *karma-yoga*, uno deja de sentirse como el «hacedor» y se aflojan los grilletes del ego. La acción es menos egocéntrica y egoísta, y se efectúa con menos apego a los resultados y a la acción misma, pero con dedicación e interés. Aun cuando ejecuta la acción más bella o altruista, el karma-yogui no se autoproclama, como no lo hace el sol cada mañana para decirnos que da luz y calor.

Para que sea más atinada, certera, diestra y oportuna, la acción, debe verse iluminada por el discernimiento ecuánime, y de ahí que el *gnana-marga* sea un extraordinario yoga coadyuvante para el karma-yogui.

Gnana-marga

Se trata del camino o senda del conocimiento, pero no del tipo ordinario, basado en el intelecto y en pares de opuestos (muy limitado e insuficiente), sino de un conocimiento de orden superior. Es el sendero que ha de forjar el hombre renovado, desarrollado, lúcido y consciente, contando con esa preciosa función mental que permite discernir y revelar. Es el camino de la mente purificada, controlada, perfeccionada, pero que permite acceso al amor genuino, libre de posesividad y egoísmo. Es la vía de la consciencia alerta, la mente unificada, la comprensión clara y superior. Se dirige hacia la Sabiduría, no se pierde en discusiones filosóficas, en meras especulaciones metafísicas, en conceptos ambiguos o palabras. Es el camino del buscador auténtico, del intrépido explorador de las sublimes regiones de la consciencia, del indagador incansable de la propia mente, que, libre de prejuicios y dogmatismos, aspira a una verdad que se sitúa más allá del ego. No se trata de la búsqueda del saber libresco o del conocimiento académico, la erudición, la cultura o el amasijo de opiniones que puede llegar a ser alienante. Es una senda que al final se convierte en la senda sin senda, donde no se imita o se copia a otras personas, sino que se aspira a despertar el propio maestro interior. El gnana-yogui se permite el privilegio de la duda y busca sin descanso, sin miedo a encontrar o encontrarse, sin vanidad ni orgullo, a fin de completar su evolución consciente y desarrollar un entendimiento de orden superior que le transforma.

El *gnana-marga* es el camino del conocimiento de sí y de la última realidad, a través del sabio control de la mente, del desarrollo del discernimiento puro y no empañado, y del surgimiento de la intuición. Aun en el camino del *karma* o de la devoción, el *gnana-marga* es necesario. Tanto la persona contemplativa como la de acción necesitan de él.

Se basa en la continua ejercitación del discernimiento, de la sabiduría discriminativa, para saber qué nos ayuda interiormente y qué nos perjudica. Así, se ponen al descubierto las innumerables trampas y autoengaños provocados por el gran impostor: el ego. Igual que se puede separar la nata de la leche o la perla de la ostra, el yogui se sirve del discernimiento para distinguir entre su ser real y su personalidad, entre lo esencial y lo aparente, lo profundo y lo superficial.

La identificación excesiva con el cuerpo y los procesos mentales y emocionales, así como con el ego y la máscara de la personalidad, hunden a la persona en el fango de la ignorancia y le hacen vivir de espaldas a la luz del conocimiento superior, como quien al taparse los ojos se lamenta de que no hay luz. Romper esa identificación es uno de los objetivos del yogui. Es mecánica y para quebrarla se requiere consciencia y desapego. De ahí el símil de los hermanos gemelos: uno camina delante, narcotizado por todo lo que ve y siente, viéndolo egocéntricamente y con aversión, en tanto que detrás camina su hermano gemelo, que le observa con bendito desapego, lucidez, ecuanimidad y sosiego, sin identificarse. Es el ser mirando al ego, o la consciencia testigo, observando desde la imperturbabilidad y la sabiduría los enredos incesantes del ego.

Una cosa es el saber cotidiano o conocimiento ordinario, sin duda necesario y útil, y otra, un conocimiento de tipo gnóstico, en el que prima una clase especial de saber que está más allá de lo sensorial y solo se produce cuando los condicionamientos internos se van superando. El discernimiento es útil tanto en la vida cotidiana como en la esfera interior o espiritual, pero para que sea más fiable, la mente tiene que purificarse. De acuerdo al *samkhya-yoga*, cuando *buddhi* o el intelecto se purifica desencadena la sabiduría discriminativa y no contaminada ni condicionada. El conocimiento que se desata cuando esto ocurre es más intuitivo que intelectivo, reportando una visión singular que Patanjali calificó de «pura» y el Buda de «penetrativa», pero que en cualquier caso no está condicionada por el pensamiento binario o pares de opuestos.

El aspirante debe conocer las enseñanzas (sea porque las oiga o las lea), debe reflexionar sobre ellas y, aún más importante, debe experimentarlas por sí mismo para discernirlas. Esto no significa perderse en ideas, argumentos o elucubraciones, sino mirar en lo profundo para poder discriminar y, como dicen algunos maestros, distinguir entre la leche y la nata, la alhaja y la bisutería.

Mediante un discernimiento ejercitado, por tanto, más fino, menos condicionado y menos sometido a viejos patrones, la persona no solo aprende a distinguir entre lo real y lo irreal, lo esencial y lo adquirido, sino que es capaz de refrenar las tendencias de apego y aversión (que empañan el discernimiento y no le dejan operar con fiabilidad) para situarse en un plano de ecuanimidad y quietud.

Bhakti-marga

El *bhakti-marga* representa la reorientación de todas las energías y motivaciones hacia un principio de orden superior o Alma Cósmica, en busca de la unión mística y, por tanto, de la realización o identificación del principio individual con el principio cósmico. El camino de la devoción, más allá de cualquier etiqueta religiosa, es más propio del místico, quien hace su propia senda, que del beato, que sigue o imita creencias ciegamente.

Pero esta senda hacia lo Inefable o Absoluto requiere del apoyo y lucidez del discernimiento para no caer en el dogma ciego o el fanatismo. Asimismo, se recurre a la experiencia personal para aprender a vaciar el ego y sus pulsiones, y así llenarse del ser, valorando el sacrificio interior mucho más que el rito externo, dejando que sea la ética genuina, la compasión y el amor al Divino lo que guíe la Búsqueda. Esta no ocurre fuera, sino dentro. El Divino y todos los templos están en el propio corazón. Se llega al Absoluto a través de la contemplación, el abandono, el despojamiento del ego y del apego. Se trata de una intensa interiorización para ir más allá de la mente parlante y conectar con la mente tranquila y profunda, donde el silencio inspirador revela nuestra naturaleza original como parte de la Cósmica. La verdadera espiritualidad está más allá de la religión instituida. El místico se entrega al Divino, pone su voluntad en la de él, escucha su llamado en los pliegues de su corazón, se comunica a través del silencio y de la mente vacua, no se extravía en fórmulas ni acrobacias teológicas.

El *bhakti* se sitúa más allá de todo culto religioso y cualquier persona puede seguir sus técnicas de oración consciente, recitación de mantras o plegarias y métodos contemplativos. Las técnicas contemplativas han sido utilizadas por todos los místicos de Oriente y de Occidente, pues se trata de colapsar el pensamiento binario y lograr un vaciamiento interior que conecte con una realidad más profunda. El *bhakta* (devoto) cree en un Alma Cósmica, Principio Supremo, Mente Única, Dios o como quiera denominarse, y en este camino del *bhakti-marga* dirige su pensamiento, tan constantemente como le sea posible, a la deidad. Se somete a un proceso de purificación y mejoramiento para superar apegos y aversiones, emociones insanas, conductas innobles. El Divino se convierte en medio liberatorio y en ayuda para intensificar la concentración mística y la introspección. Para Patanjali, el Divino (Ishvara) es una herramienta para extasiar la mente y desarrollar la intuición supraconsciente, o sea, un vehículo hacia el *samadhi*.

Igualmente, Narada comenta:

Bhakti es un amor intenso por Dios. Es el néctar del amor. Obteniéndolo, la persona se hace perfecta, inmortal y satisfecha para siempre. Obteniéndolo, la persona no desea, no se hace celosa de nada, no adquiere placer en las vanidades. Conociéndolo, la persona se llena de espiritualidad, se hace tranquila y no encuentra su placer sino en Dios.

Bhakti-marga es el camino de la devoción, la orientación del pensamiento hacia lo Absoluto, la purificación interior, el embellecimiento de la mente y la transformación alcanzada con la ayuda de la herramienta mística que es la Divinidad, como una llave para abrir la puerta hacia el ser interior y el Alma Cósmica. Mediante técnicas meditacionales y contemplativas, el *bhakta* se deshace de lo ilusorio, de las tendencias sensoriales y del ego para trascender. Los devotos ordinarios recurren al rito, la recitación mecánica de plegarias, la liturgia, las peregrinaciones y otras ceremonias, en tanto que el devoto maduro y más evolucionado recurre a la oración consciente y, sobre todo, a la contemplación y el intenso amor al Absoluto, que puede ser concebido como Padre o Madre. Ramakrishna declaraba: «A lo que otros llaman Dios, yo llamo Madre». Y se dirigía a lo Absoluto diciendo: «Madre, yo no quiero riqueza, ni fama, ni afecto de los parientes o de los demás; solo quiero verte y estar contigo». Uno de sus discípulos cercanos, Brahmananda, declaraba: «Cubridlo todo con Dios. Vedlo a él en todas las criaturas. Así que aprendáis a ver a Dios en todas partes, os volveréis más humildes que una brizna de pasto. No prestéis atención a nada que no sea Dios y hablad solamente con él».

El devoto ordinario sigue el camino reglado, pero el devoto avanzado que se convierte en un místico sigue la senda hacia lo Inefable mediante sus propios métodos introspectivos y contemplativos, con un profundo anhelo por fusionarse con el Principio Cósmico. El fanático suele seguir la senda de la religión organizada o institucionalizada, mientras que el místico sigue un camino no reglamentado, desligando la mente de lo mundano para acceder a la dimensión de lo supramundano y encontrarse con el Uno-sin-segundo.

El *bhakta* más maduro dirige constantemente su pensamiento al Divino y realiza la entrega incondicional al mismo, de tal forma que otras inclinaciones quedan muy debilitadas. El recordatorio del Divino siempre está presente para el *bhakta*, así como la posibilidad de ponerse en Sus manos, sin que ello signifique derrotismo o falta de ímpetu para poder afrontar los problemas. Las técnicas contemplativas o extáticas son aprovechadas para silenciar la mente y escuchar el yo más profundo identificándose con el Divino, que se vuelve el «soporte» predilecto para la concentración-meditación-contemplación. Así, la devoción (*bhakti*) se torna un trampolín hacia la Liberación. Si el *bhakta* avanzado busca el vaciamiento (de pensamientos, tendencias, ego), es para entrar en comunión (no solo comunicación) directa con el Divino, trascendiendo el *nama-rupa* (nombre y forma) y logrando una intensísima vivencia de ser en el Ser.

Textos como la *Bhagavad-gita*, la *Ishvara-gita* y el *Bhagavata-purana*, entre otros, le conceden una destacada importancia al *bhakti-yoga* y al devocionismo, lo que dio por resultado el surgimiento de innumerables movimientos devocionales en toda la India, algunos supersticiosos y degradados, y otros depurados, refinados y genuinamente místicos. Así, por un lado, están los devotos que se abocan al sacrificio exterior y formas religiosas superficiales y burdas, y por otro, aquellos que abrazan el *bhakti-yoga* y se inclinan hacia la meditación, la contemplación y el viaje místico hacia lo Pleno.

El devoto avanzado toma el camino de la entrega incondicional al Divino, sin tener la necesidad de recurrir al rito o la liturgia, a la ceremonia o la oración común. Se rinde a la voluntad del Supremo.

Por toda la India brotaron innumerables sectas devocionales, tanto devotos de Vishnu como de Shiva, tanto dentro de la ortodoxia como al margen de ella. Asimismo, surgieron diversos movimientos que veneraban a la Devi (Diosa), cada uno con sus manifestaciones particulares. Nacieron corrientes de shaktismo con notable influencia y sólido desarrollo, lo que hizo que la Diosa comenzara a ser venerada en distintas vertientes. Cabe anotar que para algunos especialistas el culto a la madre es anterior a los *Vedas*.

Esta acentuada inspiración devocional hizo que surgieran un buen número de místicos que se expresaban con exquisita belleza literaria. Por ejemplo, los *sadhus* o los *bauls* son reconocidos por sus cantos de pronunciado carácter místico, así como los trovadores, hacia los que tanto afecto y admiración mostraba Rabindranath Tagore.

Otras sendas

A los caminos tradicionales examinados podemos añadir otros más tardíos como el *mantra-marga*, el *tantra-marga*, el *kundalini-marga* y el *hatha-marga*, e incluso otros derivados, como el *samadhi-marga* (camino del *samadhi*), el *virya-marga* (camino de la austeridad y el poder interior), el *vidya-marga* (camino del conocimiento intuitivo), el *atma-marga* (camino del descubrimiento y la realización del ser), el *nada-marga* (camino del sonido) y el *laya-marga* (camino de la disolución del ego). Son diferentes sendas o yogas para transformar y elevar la consciencia, hallar el conocimiento intuitivo, liberar la mente del sufrimiento inútil y alcanzar la libertad interior.

Uno de los yogas más antiguos es el *samkhya-yoga*, que se sirve de las más valiosas técnicas yóguicas y de la sabiduría discriminativa. Por su enorme importancia le dedicaremos un capítulo completo.

A las formas de yoga más arcaicas, se fueron sumando otras caracterizadas por un yoga más elaborado. Aunque toda clasificación es a modo de conveniencia, podríamos hacer una distinción entre los yogas más antiguos –que apuntan a la mente y el espíritu– y los yogas más tardíos, que ponen el acento en las energías y en la transformación psicofísica, la instrumentalización del organismo y sus funciones (desde las más toscas a la más sutiles), y donde se toma el cuerpo (tanto el físico como su contraparte, el energético) como laboratorio de experiencias y medio de autotrascendencia.

Laya-marga y nada-marga

Estos caminos o yogas son menos conocidos, pero aportan nociones y enseñanzas de gran interés en el viaje hacia el interior. *Laya* es «disolución». El *laya-yoga* es el camino hacia el punto de disolución. ¿Disolución de qué? Del pensamiento, los estímulos sensoriales, las tendencias de centrifugación o externalización, el ego y la personalidad. Lo hace mediante actitudes y técnicas para conseguir estados de consciencia donde se produzca una desconexión con lo externo y con los elementos constitutivos de uno mismo. Todo ello para hacer posible la autoinmersión, un proceso donde se hace evidente la absorción plena o disolución, lo que permite la eclosión de un estado de consciencia incondicionado y libre de *samskaras* y *vasanas*, o sea, de la influencia de las impregnaciones subconscientes. Además, cada vez que se consigue ese estado de disolución, se produce un drenaje que ayuda a limpiar y agotar el impulso de las tendencias que brotan del subsuelo de la mente. Esta absorción, como hemos visto a lo largo de toda esta obra, es una constante en las enseñanzas del yoga genuino y se logra por métodos muy diversos que buscan el desligamiento de las envolturas psicosomáticas (*koshas*) para desplazar la mente a lo que reside más allá del pensamiento. En mi relato místico, *El Faquir*, a esto lo denomino «el elemento de no-muerte».

Una de las técnicas que utiliza el laya-yogui es la visualización de los elementos, tanto de los más toscos o burdos como de los más sutiles. Hay un ejercicio que consiste en visualizar el elemento tierra en el elemento agua; el elemento agua en el elemento fuego; el elemento fuego en el elemento aire, este en el elemento éter y, finalmente, el elemento éter en el elemento Vacío. Así, se lleva la consciencia de lo más burdo a lo más sutil, de lo más tosco a lo más etéreo, del ego al ser. Se produce una reabsorción o disolución en lo más sutil entre lo sutil, donde los *vasanas* y *samskaras* pierden su poder durante el tiempo que dura la experiencia de *Laya* o Absorción.

Además de la técnica reseñada, hay otras que tienen por objeto detener las ideaciones y lograr que la mente se vuelva sobre sí misma y penetre en un estado de vacuidad en el que tanto memorias como proyectos, aversiones y apegos quedan temporalmente suspendidos y dejan su «fragancia» de cambio en la psique. Existen diferentes ejercicios que, mediante la introspección o asentando la mirada en el vacío, conducen a *Laya*. Asimismo, algunos *mudras* específicos del *hatha-yoga* tienen como fin establecer la mente en su fuente de no-ideación.

Muchos de estos ejercicios buscan liberar la mente de las fluctuaciones para establecerla como testigo de las mismas y, desde ahí, desplazarse hacia la pura y desnuda sensación de ser. Es posible incluso apoyarse en el denominado *kevala-kumbhaka*, la retención de la respiración tras la exhalación, que acontece de modo natural y que conlleva un estado de máximo aquietamiento y suspensión de los automatismos mentales.

El *nada-marga* o *nada-yoga* también abre sendas hacia el punto de disolución con sus propias enseñanzas y métodos. En esta senda, el practicante se apoya en sonidos externos para conseguir detener las fluctuaciones mentales, pero luego debe ir interiorizándose y escuchar sonidos internos que van absorbiendo la mente e inhibiendo las ideas. La consciencia se unifica y se adentra.

Nada es un término que designa el sonido más puro, es decir, el sonido cósmico y primordial, la primera pulsación o vibración del universo, la manifestación de la Mente Única. Los hindúes le llaman el *shabda-brahman* o sonido de Brahma. El nada-yogui recurre al sonido más sutil, a la vibración interna y energética, que es muy anterior a la palabra manifestada o el *mantra*. Cuando es materializada, esa vibración se convierte en el fonema o palabra. Pero el sonido puro es inaudible con el oído ordinario. El sonido sin sonido o sonido inaudible es *Nada*: el *sustratum* energético de todo el universo. Al expandirse la Conciencia Cósmica surge el *Nada*. Este sonido, aunque incognoscible por el oído común, se propaga a través del *akasha* o éter, y conforma las vibraciones que todo lo impregnan. La vida es vibración.

Dentro del ser humano también se reproduce y reverbera el *Nada*. Es el sonido interno que surge del movimiento energético y del fluir de la vida misma. Mediante la absorción en el *Nada* interior, la mente se concentra y se va diluyendo. Esto facilita el *Omkar* o sonido cósmico inaudible. En el viaje de la introspección, el yogui puede conectar con estos sonidos energéticos que se presentan de maneras muy diversas y que al final dan paso al sonido sin sonido, la disolución (*Laya*).

A veces, el nada-yogui utiliza la audición y su concentración en sonidos burdos (con música, canto, etc.) para después volverse hacia adentro y conectar con sonidos internos ultra sutiles. Como reza la *Nadabindu Upanishad*: «La mente existe mientras hay sonido, pero, al cesar, existe el estado de no-mente».

6. El yoga *samkhya*

El yoga aún sin codificar o sistematizar, el más arcaico, es muy anterior al *samkhya*, que surge como *Darshana* (punto de vista, enfoque filosófico-metafísico) alrededor del siglo IV de nuestra era. Sin embargo, uno de sus textos medulares, los *Samkhyasutras*, no tiene lugar hasta el siglo XIV d.C.

En el yoga *samkhya* se hace una diferenciación muy radical entre el *purusha* y la *prakriti*, siendo considerados ambos eternos, sin principio ni fin. El *purusha* es la entidad espiritual o Sí-mismo, en tanto que la *prakriti* es la naturaleza o sustancia primordial. Ambos coexisten, pero jamás se mezclan, aunque de manera temporal permanezcan misteriosamente asociados. Sus existencias son paralelas, pero no se tocan. Aunque hay infinidad de *purushas* o entidades espirituales, solo hay una *prakriti* o sustancia material, que atraviesa sucesivamente por inmensos periodos de actividad y reposo, que evoluciona sin cesar, desencadenando el mundo fenoménico (*maya*) o universo de las apariencias y adoptando multitud de modalidades, de las más burdas a las más sutiles. Se modifica de continuo, con todo su potencial cósmico-energético. La *prakriti* es creadora incansable, poderosa, siempre fuerte y renovada. A los periodos de evolución (*shrisht*) le siguen o corresponden periodos de disolución (*pralaya*). De esos periodos de disolución, la *prakriti* sale renovada y revitalizada, y el mismo cosmos, que durante los periodos de disolución reposa en la matriz material, toma nuevos ímpetus, nuevas energías para continuar nutriendo el universo de las formas.

Tres son las cualidades de la *prakriti*, denominadas *gunas*: *rajas* (actividad), *tamas* (pasividad) y *sattva* (la pureza o equilibrio). Son estas tres cualidades las que propulsan y recrean el juego cósmico, haciendo posible la creación. Son tres aspectos que definen la materia y se complementan. *Sattva* es la fuerza conciliadora, es luz, armonía, inteligencia, perfección. *Rajas* es actividad, impulso, elemento motriz, pasión, energía, impureza. *Tamas* es inercia, confusión, indolencia, pasividad e ilusión. Los tres *gunas* intervienen en el universo fenoménico, pero, a efectos del yoga, lo que más nos interesa tener en cuenta es que la *prakriti* también conforma toda la vida psicomental de la persona y que, por tanto, en su mente se alternan estas tres cualidades, predominando una u otra según cada quien y de acuerdo al trabajo interior que haya efectuado. En la mente y el carácter puede prevalecer *rajas* o pasión, vehemencia, actividad; o *tamas*, inercia, pereza e indolencia; o *sattva*, el equilibro y la pureza. El yogui trabaja sobre sí mismo y se aboca en la meditación y otras técnicas yóguicas para conseguir poner bajo control tanto *rajas* como *tamas* y que pueda aflorar la límpida y transformativa energía de *sattva*, o sea, la armonía, la visión clara. Todos los procesos psicosomáticos en el ser humano son *prakriti* o sustancia primordial, materia, en tanto que el *purusha* o Sí-mismo está por completo disociado de ellos. Enseguida veremos como el samkhya-yogui se adiestra para recorrer la senda hacia la emancipación espiritual.

En el hombre, pues, conviven un tiempo la *prakriti* y el *purusha*, pero son tan distintos, no obstante asociados, como el jinete y el caballo o la perla y la ostra. Hasta los pensamientos más sutiles o los sentimientos más elevados son *prakriti*, aunque en un grado mucho más alto y etéreo de organización de la materia. El ser humano es una réplica en miniatura del cosmos o universo, pero el Sí-mismo sigue leyes bastante distintas. El ser humano, en su esfera mental o psíquica, está configurado por el *buddhi* (intelecto), el *manas* (mente receptiva), el *chitta** (mente subconsciente) y el *ahamkara* (función egoica). El yogui se las arregla para trabajar sobre estas funciones y poder servirse de ellas para aproximarse a la captación del Sí-mismo o su naturaleza real, libre e independiente, más allá de cualquier apariencia o atadura.

En cierto modo, el *samkhya* es la primera psicología del mundo y por tanto mucho más que una metafísica. El yogui descubrió todas las funciones psicomentales a través de la in-

---

* *Chitta* se entiende asimismo como la mente global, incluyendo esas nueve partes sumergidas (como en un iceberg) que es el subconsciente. El término también se traduce como «sustancia mental». Es la mente como tal pero que el yogui debe explorar, conocer, dominar y, sobre todo, purificar para llegar a la mente supraconsciente que conecta con *Chit* o Conciencia cósmica.

dagación y observación directa de las mismas. Su psicología precede a la occidental en cinco mil años y esta, a su lado, está en mantillas.

Buddhi es la facultad de juzgar y de crear, la intelección más refinada. Es la *prakriti* más evolucionada en el ser humano, que hace posible el conocimiento, la comprensión, la más clara consciencia, el discernimiento, así como la determinación, la capacidad de discriminación, la elaboración mental. Es la sede de las potencias volitivas y creadoras, la observación y la decisión; *buddhi* es rector de impresiones e intenciones, supervisor, analítico, capacitado para optar, elegir, definir. Mediante la meditación y las técnicas de trabajo interior, el yogui trata de purificar al máximo su *buddhi*, pero vayamos por partes.

Manas es la mente receptora, conectada con los órganos sensoriales y con los cinco órganos motores. Aunque los órganos como tales son sustancia burda, las percepciones son sustancia sutil. La acción está dominada por el *guna rajas* y la percepción purificada por el *guna sattva*. *Manas* capta todos los estímulos del exterior, consciente o inconscientemente. El yogui trata de cultivar metódicamente la atención para estar mucho más vigilante y autovigilante, perceptivo y lúcido.

Ahamkara es la función del yo, que se traduce como egotismo, la tendencia a identificarnos y a apropiarnos de todo al sentirnos aparte, al dejarnos arrebatar por el nombre y la forma. El carácter y la personalidad lo alimentan con su sustancia sutil. Se produce una acumulación de datos, información, elementos culturales-educacionales-sociales, hábitos, tendencias, patrones y modelos, así como complejos, traumas, frustraciones. La persona se identifica con todo ello, que forma la espesa burocracia del ego. Esa alienante identificación le hace vivir para su ego, pero no para su Sí-mismo. Esta función egoica propicia que la persona se identifique con sus procesos psicomentales, ideas, creencias y reacciones, viviendo de espaldas a su naturaleza real. *Ahamkara* está en la raíz de los denominados *tanmatras*, que son esencias muy sutiles que se implican o subyacen en los sentidos y que dan lugar a cinco elementos toscos denominados *bhutas*: la tierra, el agua, el fuego, el aire y el éter.

Para el yogui, todo ello no se queda en teoría, pues medita e investiga en dichos elementos, tanto en los sutiles como en los burdos. No debemos pasar por alto que el yogui se sirve de sí mismo para sobrepasarse y autotrascenderse, convirtiendo su organización psicosomática en el laboratorio viviente sobre el que no deja de trabajar.

En *chitta*, todo va siendo recogido e impresionado y se van creando las tendencias subliminales que los yoguis denominan *samskaras*: impregnaciones inconscientes que con sus hilos invisibles pero muy vigorosos condicionan por completo los pensamientos, palabras y actos del individuo, y le someten a la servidumbre, convirtiéndole en una máquina con reacciones mecánicas y automáticas. Los *samskaras* no dejan de activarse y crear nuevos *samskaras*. Su enorme fuerza condiciona a la persona hasta convertirla en un yo-robótico sin libertad propia ni incitativa real. Estos fueron los condicionamientos o limitaciones que enseguida descubrieron los primeros yoguis. Se negaron a ellos, y comenzaron a concebir y ensayar técnicas para frenarlos o incluso superarlos.

El objetivo del samkhya-yogui es establecerse en su Símismo o *purusha*, siguiendo un proceso de desidentificación consciente y eficiente. Para ello se sirve de la meditación, las técnicas de introspección, el cultivo de un discernimiento puro que reporta sabiduría discriminativa, el sometimiento de los órganos sensoriales, el agotamiento de los *samskaras* o impulsos subliminales y la visión esclarecida y realmente transformadora. Se requiere todo un proceso de mutación interior que haga posible el conocimiento intuitivo y liberador, proceso que vamos a explicar sucintamente, pero que, una vez más, exige la experimentación personal. *Samkhya* y yoga se complementan, pues para poder obtener dicho conocimiento intuitivo, imprescindible para alcanzar la liberación según el *samkhya*, hay que recurrir, necesariamente, a la ejecución de las técnicas psicomentales del yoga, pues de otro modo esa sabiduría supraconsciente no puede surgir. O sea que hay que combinar la utilización correcta del discernimiento y la ejecución asidua de las técnicas yóguicas. Así *samkhya* y yoga se vinculan y forman el *samkhya-yoga* o uno de los yogas más antiguos y solventes que existen, donde nada es dejado al azar.

A través de los órganos sensoriales recibimos la información del exterior. *Manas* es el encargado de aprehender los datos que nos facilitan los sentidos y ponerlos a la luz del *buddhi*, para que este examine, juzgue, determine, discierna y decida. Pero muchos datos pasan directamente al subconsciente y quedan impregnados en la sustancia mental o *chitta*; se filtran por debajo del umbral de la consciencia y se depositan, desordenadamente en el subsuelo de la consciencia, como si se tratara de un depósito lleno de cachivaches. Muchas experiencias, vivencias e impactos van directamente a *chitta* y dejan impregnaciones que tienen un vigoroso poder para condicionar el órgano psicomental y las acciones. Uno cree ser libre, pero lo es desde sus condicionamientos, que es igual a no serlo. Las asociaciones mentales y emocionales incontroladas, el poder de experiencias traumáticas y de vivencias frustrantes y mucho más, oscurecen la labor de *manas* y de *buddhi*, o sea que la persona percibe de manera distorsionada y discierne torpemente. Eso representa dolor, malestar, impotencia e incapacidad para regir la propia vida de forma equilibrada.

La mente es como una sustancia que se adhiere al objeto de la percepción y toma su forma. Dado el proceso de identificación, mecánico y ciego, la inmensa mayoría de personas viven de espaldas a una realidad más interna y profunda. Es como si uno estuviera huérfano de sí mismo, lleno de insatisfacción y desconsuelo. De la misma manera que persiste la fragancia de una flor aun cuando esta ha desaparecido, así en la mente queda una impresión subliminal que conserva ímpetu y tiende a manifestarse de una u otra forma, como el corcho tiende a salir a la superficie del agua. Estas manifestaciones a veces son muy difíciles de captar, pero condicionan a la persona y la turban.

La labor que el yogui se propone no es sencilla, no es un simple juego de niños, sino que resulta de gran envergadura. Se comprenderá que no se consigue mediante unos cuantos ejercicios de contorsionismo ni la recitación mecánica de unos cuantos mantras. No se trata de utilizar placebos ni empacharse de chucherías pseudoespirituales. El yogui pretende el establecimiento definitivo en su Sí-mismo y para ello debe perfeccionar al máximo su *manas* y su *buddhi*, controlar los órganos sensoriales y motores, neutralizar las latencias del subconsciente y agotar el impulso mecánico de los *samskaras* para que no perturben el juicio lúcido (*buddhi* perfeccionado) ni el razonamiento cabal ni las percepciones.

En la persona ordinaria, el *buddhi* es víctima del descontrol sensorial, de la imperfección de *manas*, de la efervescencia y desorden del subconsciente, del carácter y de los limitadores pares de opuestos en la mente. Un *buddhi* así es imperfecto y se convierte incluso en un obstáculo grave. No resulta fiable, pues no puede discernir, decidir, valorar ni discriminar válidamente. No está capacitado para intuir, aprehender la esencia de las cosas, hacer posible el conocimiento directo, supraconsciente y liberador. Pero el *buddhi* puede ser altamente desarrollado y perfeccionado, y, en la medida en que se hace más puro (sátvico), se convierte en una herramienta de gran fiabilidad para poder obtener la sabiduría discriminativa.

El *buddhi* puede operar en dos planos o niveles: el analítico, y otro mucho más sutil y solvente: el intuitivo o supraconsciente. Solo el *buddhi* en su plano más elevado puede, cuando ha alcanzado el mayor grado de pureza y receptividad, reflejar el Sí-mismo, permitir que este se autorrevele. Aun así, la sustancia primordial o material y el espíritu nunca se tocan. Simplemente, el *buddhi*, libre de interferencias y de *maya* (lo ilusorio) se convierte en un precioso instrumento –como un espejo cristalino– para la reverberación del *purusha*, como las apacibles aguas de un estanque que en la noche reflejan fielmente la luna.

Hasta que sobreviene el conocimiento intuitivo –provocado por las técnicas del yoga–, la persona se identifica con su cuerpo, su mente, su sistema emocional y, en suma, su organización psicosomática. Esta arrebatadora identificación la aleja de su núcleo esencial y la hace esclava de sus elementos constitutivos. No obstante, el *purusha* jamás puede ser contaminado ni mucho menos esclavizado por la *prakriti*, aunque cuando se está atrapado por apariencias y fenómenos no hay consciencia de tal realidad. Quebrar esa ciega identificación es uno de los propósitos más sólidos del samkhya-yogui.

La identificación ciega con el propio cuerpo y las corrientes psicomentales frustran la percepción del Sí-mismo. Pero el adiestramiento en el desapego, la observancia de una genuina moralidad, la búsqueda introspectiva, la concentración, el anhelo de Sabiduría y una adecuada actitud yóguica, hacen posible la trascendencia y la aproximación a la naturaleza real, hasta conseguir la emancipación (*kaivalya*). Sin embargo, la comprensión intelectual no es en absoluto suficiente. Es necesario conectar con la inteligencia primordial y desarrollar un tipo especial de intuición que nos permita discriminar entre la materia y el espíritu. Esa explosión de luz derivada de la sabidría discriminativa, sobreviene tras un contundente trabajo yóguico. Se requiere una mente nueva y no-condicionada para ver la realidad que se esconde tras lo ilusorio.

El *purusha* o Sí-mismo es testigo imperturbable e incondicionado. Cuando el practicante se va aproximando a él, se ve invadido por una serenidad contagiosa, pues se convierte gradualmente en un espectador desapegado e imperturbable. Se liberan energías de lo profundo de su ser que le dotan de un nuevo vigor, mayor resistencia y una sensación reveladora de ser. Pero este proceso, que en cierto modo constituye la columna vertebral del yoga, exige la ascensión a los más altos planos de la consciencia, hacia una dimensión mental no-condicionada. Al respecto, Swami Chaitanyananda me explicaba en persona:

Tengamos en cuenta que solamente lo continuo puede alcanzar lo continuo y que la mente, la consciencia, el intelecto y el ego, al ser discontinuos y no permanentes, nunca podrán comprender lo permanente y continuo. Por eso, hay que conquistar un conocimiento superior, un conocimiento intuitivo.

Yoga es la búsqueda implacable de la naturaleza real en uno mismo, que representa la verdadera libertad interior y una confortadora sensación de paz y armonía. Yoga es la potenciación de nuestras facultades y la liberación de la mente sensorial, perfeccionamiento de la analítica e incursión en una consciencia des-condicionada. Yoga es método para sobrepasar la condición humana ordinaria y muy limitada, y aspirar al desapego y la independencia mental. Es la confianza en nuestras capacidades para poder despertar.

La persona común vive en los planos externos, como el cuerpo, el cuerpo sutil y la mente receptora o el *manas*. Este es el hemisferio externo o aparente. La persona no realizada se desenvuelve en este hemisferio externo, con esporádicas escapadas a los planos más profundos de su ser, o sea, al del *buddhi* purificado, la conexión con el Sí-mismo y con la Mente Cósmica. Solo a través del conocimiento yóguico puede haber un desplazamiento real de la periferia a lo profundo, con el fin de conectar con ese ángulo, que es a la par personal y transpersonal. De acuerdo al *samkhya-yoga*, mediante todos los procedimientos liberatorios puestos a nuestro alcance, desencadenamos un tipo especial de conocimiento no-dual que nos permite conectar con la esencia.

Si en el yoga se le ha concedido siempre tanta importancia a la mente quieta, es porque a través del sosiego pleno se puede hallar una vía hacia el Sí-mismo, libre de la interferencia de pensamientos, apegos y aversiones. La inhibición de los procesos mentales, tan aconsejada por Patanjali y otros grandes sabios, permite experimentar la luz del Sí-mismo, pues uno deja de identificarse y obnubilarse con los torbellinos de la mente, causa de ofuscación y engaño. Pero la experiencia del *samadhi* trae una conexión con la esencia, por fugaz que sea. En su más alto grado de desarrollo y unificación, la mente favorece la autorrevelación del Sí-mismo, pero para ello el discurso mental ha tenido que ser suspendido. Esta elevadísima experiencia puede durar un segundo o incluso días, pero durante la misma el yogui bebe en las aguas reveladores de su *purusha*, sustrayéndose a las cadenas del universo fenoménico y a sus espejismos engañosos y dolientes. Al retornar de esa experiencia, ya nada es igual para la persona, porque ha ocurrido una transformación de gran alcance en su interior.

Una de las mayores causas de esclavitud y empobrecimiento espiritual es la identificación con los pensamientos, que son el «pasto» del ego. Pero cuando, a través de esta experiencia se quiebra esa identificación, entonces la voz del Ser se deja escuchar. La identificación es sufrimiento y el yoga es un método para la liberación de ese sufrimiento. Con las técnicas de introspección y concentración aportadas por el yoga, el practicante aprende desidentificarse de sus procesos psicomentales y puede entonces vivenciar la Realidad.

Al igual que el yoga, el *samkhya* es un *Darshana*, siendo los restantes el *vaisheshika*, el *nyaya*, el *mimansa* y el vedanta. Todas son escuelas de filosofía para la autorrealización, pero el yoga dispone de un enorme arsenal de técnicas, mientras que el *samkhya* le concede mucha importancia a la sabiduría discriminativa, resultado de un conocimiento intuitivo o de orden muy superior al ordinario.

7. El yoga del dominio sobre la mente: *radja-yoga*

Todas las formas de yoga, incluido el auténtico *hatha-yoga*, se proponen aportarnos sosiego y ayudarnos a dominar la mente, pero hay una clase de yoga que, por excelencia, es la que apunta a esto de modo más directo, proporcionándonos valiosísimas enseñanzas para conocer la mente y dominarla, así como técnicas muy verificadas y, por tanto, muy solventes y eficientes para lograr sanearla, estabilizarla, unificarla y obtener lo mejor de ella, entre otras cosas, lucidez y ecuanimidad. Se trata del *radja-yoga* o yoga real, conocido así por ser el más importante y contener instrucciones y métodos de enorme valor. Representa un legado extraordinario e insuperable de los numerosos maestros surgidos ya en los albores de esta disciplina milenaria, que William James denominó como «el método ascético más venerable del mundo». Aquí el término «ascético» hay que entenderlo como un adiestramiento para obtener lo mejor de nosotros mismos y lograr darle un sentido más elevado a la existencia, es decir, ascesis en cuanto disciplina, entrenamiento, método para liberarnos de nuestras insanias y acelerar nuestra evolución consciente; en cuanto esfuerzo bien administrado para mejorarnos, acrecentar la consciencia y afinar el discernimiento, mutar la psique para ennoblecerla, aprender a dirigir más provechosamente nuestros comportamientos mentales, emocionales, verbales y corporales.

Son innumerables los yoguis evolucionados que nunca han pasado por la práctica de las técnicas del *hatha-yoga* y en diversos tratados se enfatiza que el objetivo último del mismo es facilitar la senda al *radja-yoga*. Por eso, los textos puramente hatha-yóguicos dejan claro que el *hatha-yoga* es una escalera para acceder al *radja-yoga*, el gran yoga definitivo y esencial en el que se da la bienvenida a cualquier otra forma de esta disciplina (incluido el *hatha-yoga*) como coadyuvante, para que el practicante pueda contar con medios complementarios y solventes en su viaje hacia la última realidad.

Radja es el mismo término que «rajá» que significa «real». Este es el yoga por excelencia, pues se ocupa de la transformación profunda del individuo para convertirlo en una persona más humanizada, evolucionada y equilibrada. De hecho, este tipo de yoga, como he tratado de mostrar en mis clases a lo largo de medio siglo, incluye los otros tipos: el *gnana-yoga* o la purificación del discernimiento, porque busca alcanzar un conocimiento de orden superior; el *bhakti-yoga*, porque respeta cualquier creencia y así puede y debe ser practicado por los bhakti-yoguis, pues les evitará caer en actitudes extremas u opiniones dogmática; el *karma-yoga*, porque se complementa perfectamente con el yoga de la acción; y finalmente, muchas otras formas de yoga, como el *mantra-yoga* o el *tantra-yoga*, a las que el practicante puede acudir si las necesita.

Sin duda, el *radja-yoga* es una forma de yoga muy antigua en la que Patanjali se inspiró para sus aforismos. Sin embargo, es muy anterior a él y se sirve de métodos puramente yóguicos (*pranayama*, *patryahara*, *dharana* y *dhyana*, entre otros) para unificar y expandir la consciencia y conectar con una Realidad que escapa a la mente sensorial y mundana. El *radja-yoga* –o por lo menos sus eficientes métodos de desarrollo mental– ha estado presente en las más antiguas formas de yoga, en las más arcaicas, aunque sea de manera incipiente. Como no pertenece a ningún culto, sistema filosófico o religión, sus técnicas han sido incorporadas a muchos sistemas de liberación mental y autorrealización. Por eso, encontramos evidencias del *radja-yoga* incluso entre los tipos de yoga chamánicos o llamativamente esotéricos, estando abierto tanto a personas teístas como ateas, siempre como un procedimiento magnífico para desempañar la consciencia y abrir una vía a lo más fecundo del Sí-mismo, mostrando la manera de cultivar las potencias principales de la mente para sacarla de su letargo.

No es exagerado decir que el *radja-yoga* es la verdadera médula del yoga y todas sus distintas ramas. Es conocido también como «el rey de reyes del yoga», pues todas las formas tradicionales se sirven de sus métodos para reorientar la mente hacia lo Sublime. Sin el dominio de la mente no hay yoga. El Buda dijo, con su gran sabiduría, que la mente es la precursora de todos los estados y todos los estados se encuentran en la mente.

En ese sentido, quien nos ayuda a liberarnos y emanciparnos es la mente. Pero debe ser adiestrada de tal manera que pueda ir más allá de sí misma y percibir lo imperceptible por el intelecto ordinario. Por todo ello, el *radja-yoga*, sus enseñanzas y métodos reciben especial importancia en esta obra, cuya pretensión, insisto, es mostrar un yoga genuino, y en absoluto degradado, aunque luego muchas personas (por desinformación o por libre opción) prefieran un yoga degenerado o falseado.

La mente puede ser fábrica de bienaventuranza o dolor. Para la mayoría de los seres humanos es fuente de sufrimiento, confusión, insatisfacción y agitación, como un campo abonado para el conflicto, la contradicción y la incertidumbre. La *Maitri Upanishad* señala: «La mente es la causa de nuestra esclavitud, como asimismo de nuestra liberación». Por eso la mente debe estar, por una parte, sometida y controlada y, por otra, altamente perfeccionada. La mente es susceptible de desarrollarse y puede convertirse en un instrumento idóneo para acelerar el proceso de autorrealización.

La mente es uno de los elementos constitutivos del ser humano. En la gran mayoría de individuos permanece inquieta y descontrolada, saltando en el tiempo y en el espacio, mostrándose rebelde y anárquica, imponiendo a la persona sus pensamientos, procesos psicomentales, hábitos y reacciones. Crea caos y ofuscación. Una mente así se convierte en un impedimento para el progreso interior, en una enemiga. Todas las técnicas de autorrealización de Oriente insisten en la conquista de la mente para que la persona pueda situarse en su eje y recuperar la consciencia de sí, evitando dejarse atrapar y envolver por las pulsiones mentales y los procesos psíquicos. Solo cuando el practicante logra desidentificarse de estos procesos se convierte en un testigo-contemplador.

El pensamiento incontrolado es una interferencia entre el observador y lo observado. Es también un obstáculo para percibir la propia esencia. Tiene una gran fuerza centrífuga y aparta a la persona de su ser. El yogui aspira, pues, a la tranquilización máxima de su mente, para que el Sí-mismo pueda manifestarse. Aconseja la *Bhagavad-gita*:

> Debemos eliminar toda actividad mental por medio del esfuerzo mental poderoso y firme, y después de haber unido la mente al yo supremo no debemos pensar en nada más. Y todo esto se logra renunciando sin excepción a los deseos originados por la voluntad y dominando los sentidos por la mente, para que no se extravíen por todas partes.

La mente no se inquieta sin razón alguna. De la misma manera que la bandera se mueve impulsada por el viento, la mente se mueve zarandeada por una serie de elementos perturbadores, tales como el apego, la identificación, la ignorancia, las emociones insanas y muchos otros. Solo en la medida en que tales factores perturbadores sean eliminados o neutralizados, y la mente sea reeducada y dominada, podrá lograrse el silenciamiento fecundo del contenido mental. Los apegos modifican el contenido mental como los guijarros que arrojamos al lago modifican la superficie de sus aguas. Por eso, el yogui debe llegar a conocer y comprender todos los mecanismos del apego.

La mente siempre se mueve entre el apego y la aversión, y ambos extremos son trampas. Una mente así no puede estar serena, es dispersa, se debilita. Una mente bien unificada gana en profundidad y sabiduría.

Desde sus orígenes, el yoga resaltó la importancia de una mente subyugada y para ello concibió gran número de técnicas de contención mental. Aunque seguramente parte de estos métodos han quedado sepultados con el paso del tiempo, por fortuna otros se han perpetuado con toda su eficacia hasta nuestros días.

Los radja-yoguis indagaron hasta lo más profundo de su mente, convirtiéndola en un laboratorio vivo. A partir de esa investigación tan fecunda, nos dejaron enseñanzas y técnicas para conocer, estabilizar y sacar lo mejor de la misma. Solo a propósito del *radja-yoga*, médula de esta milenaria disciplina, se podría escribir un voluminoso libro, pues contiene tantísimas enseñanzas y técnicas. Pero haremos una síntesis de sus instrucciones y métodos principales. Cuanto mejor conozca uno su mente, más capacitado estará para transformarla. Como le dijo un mentor a su discípulo: «Si tu mente no te gusta, cámbiala». Y en verdad que urge cambiar una mente productora de dolor e ignorancia por una de dicha y sabiduría.

Planos y funciones de la mente

Los radja-yoguis descubrieron tres planos de la mente, siempre indagando en sí mismos y confiando todo a la experiencia y verificación personales. El yogui tiende a conocer, ordenar y sanear estos planos. Tales son: el subconsciente, la consciencia y la supraconsciencia.

El subconsciente

El plano subconsciente es el reservorio de las experiencias y vivencias que han tenido lugar a lo largo de la vida, y que, sobre todo, se almacenan en la primera infancia. De acuerdo al hinduismo, estas también vienen dadas por encarnaciones anteriores. Sea por una u otra causa, lo cierto es que el trasfondo de la mente ha ido acumulando infinidad de impresiones que en el yoga se denominan *samskaras* o latencias subliminales. Todo este material está muy desordenado y es el resultado de acontecimientos, frustraciones, traumas, viejos patrones, recuerdos y tendencias muy variadas, así como filtros socioculturales y adoctrinamientos. Toda impresión o vivencia deja una huella, un residuo. Esta impregnación condiciona la mente, las emociones, las palabras y los actos. Las contradicciones, ambivalencias y conflictos se alojan en el subconsciente y someten a la persona a servidumbre. A veces, estas pulsiones irrumpen en la consciencia, pero muchas veces pasan desapercibidas, creando en el individuo todo tipo de estados anímicos, ofuscación y tensiones, y desencadenando reacciones que empañan la consciencia. Hace milenios, los yoguis descubrieron las fuerzas antagónicas, nocivas y esclavizantes del inconsciente, por lo que comenzaron a ensayar técnicas para sanear el subsuelo de la mente y liberarse del poder de los *samskaras*, agotando su impulso y evitando intensificarlos con reacciones incontroladas. Este fue un descubrimiento excepcional de los radjayoguis. No puede haber libertad real e independencia mental si el subconsciente no es saneado y reorganizado. De hecho, una magnífica definición de meditación nos dice: «Es un método para reorganizar la vida psíquica».

Hay varias maneras en que el yogui puede ordenar y sanear el inconsciente, el lado oscuro y caótico de la mente que acumula y conserva vivencias o impulsos causantes de confusión y malestar. Una de ellas es desarrollar y acrecentar al máximo la consciencia para ganarle terreno al inconsciente, como la luz gana terreno a la oscuridad.

Como hemos visto, toda experiencia origina una impresión subliminal en el subconsciente que desata las tendencias compulsivas. Estos *samskaras* y *vasanas* controlan un elevado tanto por ciento de las reacciones de una persona, reacciones que a su vez generan más *samskaras* y más *vasanas*.

Al ser una fuerza dinámica, el subconsciente no deja de manifestarse y reflejar represiones, traumas, fuerzas antagónicas y desorden. En muchas ocasiones, esto puede llegar a arruinar la vida de un ser humano y desencadenar contradictorios estados de ánimo que ni la persona puede entender o controlar, robándole la paz interior y la independencia mental, y falseando la percepción del momento presente. Estas fuerzas negativas del subconsciente son un escollo difícil de superar y es extraño encontrar una persona que no permanezca víctima de las misma, en mayor o menor medida. Todo esto lo comprendieron los yoguis desde hace milenios, por eso, muchas técnicas psicofisiológicas y psicomentales del yoga tienden a combatir la mecanicidad del subconsciente para hacer al practicante más libre con respecto a sus tendencias.

Al desarrollar hasta el límite la consciencia, el yogui neutraliza la dinámica de su subconsciente y consigue que muchos *samskaras* nocivos agoten su impulso. Hay técnicas para aprender a reacondicionar el subconsciente y plantar simientes positivas que germinen en el futuro. Conocer y dirigir las fuerzas del inconsciente es importante en el camino hacia la libertad interior, pues son la causa de los torbellinos mentales (*chittavrittis*) que tanto alteran a la persona y falsean su visión y su propósito. Los *chittavrittis* generan pensamientos y reacciones que a su vez generan *chittavrittis*. Con esta dinámica, el individuo entra en un verdadero atolladero y se estanca su proceso de evolución. Toda reacción a una reacción genera más *samskaras*, y aún más cuanto más intensa sea dicha reacción. El *radja-yoga* busca la inhibición de los torbellinos mentales, muchos de los cuales son causa de ignorancia y apego. Cuanta menos vigilancia haya sobre la mente, más dominarán los *samskaras* y *vasanas* que se reproducen incansablemente. En ese sentido, el *dharana* o concentración pretende unificar la consciencia y debilitar el poder de los *samskaras* o impresiones subliminales. Asimismo, el cultivo metódico de la atención pura y no reactiva nos ayuda a liberarnos de la dinámica oprimente, ciega y automática del inconsciente.

Algunos místicos recurrían a la ascesis no para cumplir penitencia (esa es una interpretación absurda), sino para poder desmantelar el ego y refrenar las fuerzas del subconsciente cuando son nocivas y generan excesivo apego o aversión. Se trata de ir conquistando, reeducando, dirigiendo y conociendo la mente ordinaria, teniendo en cuenta que muchos procesos volitivos, analíticos, cognitivos y emocionales son, en buena parte, generados por el subconsciente o encuentran sus raíces en el mismo. Cuando el yogui logra la abstracción total, la unificación plena de la consciencia (*ekagrata*), entonces hay una limpieza de la mente en sus profundidades y se cortan las cadenas de reactividad. Las técnicas del yoga son muy fiables, pero hasta no ponerlas en práctica, una persona no tendrá ni la menor idea de su efectividad. Las innumerables técnicas psicosomáticas del yoga tienden a procurar equilibro y sosiego, y, asimismo, a desautomatizar la psique. Cada captación a la que no sigue una reacción desautomatiza. Las asociaciones que realimentan *samskaras* y *vasanas* se cortan mediante las técnicas de concentración. Aquí, la ecuanimidad desempeña un papel esencial: la vigilancia alerta, pero serena.

En el subconsciente hay tendencias positivas y negativas, constructivas y destructivas. En suma, hábitos o patrones que hay que conocer y dirigir, como un hábil jinete cabalgando sobre el más brioso de los corceles. A las influencias que vienen del exterior, se añaden las que vienen de dentro. Por eso, en la psicología oriental se pregunta: ¿y quién te ata si no tu propia mente?

Por lo anterior, el yogui se somete a un proceso de profundo saneamiento, drenaje y limpieza, que le permitirá ir disolviendo esas impregnaciones mentales que le encadenan y condicionan; ese *continuum* que se celebra en el subsuelo de la mente y que no solo es causa de gran malestar, sino de impedimentos en la marcha de la autorrealización. Quebrar la cadena de *vasanas* y *samskaras* que acumulan otros *vasanas* y *samskaras* no es nada fácil, y requiere poner en marcha todas las potencias re-integrativas de la persona. Aprender a desidentificarse de ese torbellino psicomental o detenerlo y agotar su impulso es un medio rayano en la proeza para ganar la libertad interior y, por tanto, la de pensamiento, palabra y obra. También en medita-ción se presentan o irrumpen esos *vasanas* y *samskaras*, pero el meditador debe ser imperturbable ante su eclosión para irla debilitando en lugar de acentuarla. Solo mediante el *sadhana* o total ejercitación psicomental se pueden llegar a quebrar los grilletes de los impulsos subliminales y arrojar luz en la cámara oscura y desordenada del inconsciente. Por tal razón, me ani-mé a escribir una obra titulada *Sadhana*, en la que se recogen numerosos adiestramientos para superar la ignorancia básica y encadenante de la mente. Para observar el *sadhana*, el *sadhaka* (practicante espiritual) tendrá que activar todos los potenciales de motivación, voluntad y destreza, pero, para ello, también cuenta con su inteligencia primordial, una fuente de luz en los momentos más oscuros.

Tanto los yoguis que trabajan sobre el desarrollo, control y perfeccionamiento de la mente, como los budistas que se adiestran en la meditación *vipassana*, le conceden mucha importancia a los *samskaras* (*shankharas*, en pali) y en cómo debilitarlos para poder des-condicionarse y obtener mayor libertad interior en la senda hacia la plenitud de la consciencia. Este perfeccionamiento mental significa el esclarecimiento de *buddhi*, que una vez purificado en su totalidad refleja la inteligencia primordial o «aquello» que está más libre de la *prakriti* o sustancia primordial. Mediante los procedimientos de inhibición del pensamiento y detención de las ideaciones (*nirodha*, *ekagrata*), se consigue un estado de «neutralidad» mental y total ecuanimidad que permite que muchas impregnaciones subconscientes y tendencias (*samskaras* y *vasanas*) agoten su impulso paulatinamente, abriendo un canal de claridad hacia el Ser.

Dado que la senda hacia la cima de la consciencia es sinuosa y difícil de recorrer, el yogui recurre a todo aquello que pueda ayudarle, desde la observancia de una ética genuina (*yama* y *niyama*) hasta el control sobre el cuerpo y el dominio sobre la mente. Además, recurre a las ramas del yoga que puedan ser eficientes coadyuvantes, sirviéndose de milenarios métodos para retirar la atención de los órganos sensoriales (*indriyas*) y volverla hacia adentro. También a todo tipo de actitudes y técnicas para sanear el inconsciente y lograr ampliar la consciencia, para percibir, conocer y ser de otro modo. Incluso aquellos que son creyentes recurren a la entrega a la divinidad (Shiva, Ishvara, *Brahman*), que se torna un instrumento eficaz para conectar con la mente quieta, pues esta deja de sentirse la «hacedora» y pasa a reposar en las aguas claras y confortadoras del Ser.

La mente consciente

La mente consciente es aquella que, en cierto modo, permanece organizada, medianamente coherente y regida por procesos intelectivos, emocionales y volitivos. Comprende el raciocinio, la inteligencia, la creatividad, la atención mental, la cognición y la imaginación. En la persona común, la mente consciente es, en buena parte, automática y descontrolada, sus procesos pueden ser percibidos y también provocados por el individuo. Este plano de la mente nos permite tomar consciencia del exterior y de nosotros mismos, y captar parte de las impresiones y estímulos sensoriales, aunque otra buena parte de ellos pasa al subconsciente sin la menor percepción consciente. Pero, en la medida en que el yoga va desarrollando y activando la consciencia, menor es el número de estímulos que la burlan y se filtran al inconsciente.

En su mayoría, la consciencia funciona por asociaciones y analogías, siendo víctima de la rutina y de todo lo que se va fosilizando o coagulando en ella, lo que le roba su perceptividad, frescura, intuición y capacidad de renovación, frenando parte de su comprensión y sagacidad.

Muchas veces, las facultades de la consciencia funcionan de modo deficitario, en base a limitaciones y condicionamientos. Además, el charloteo incesante de la mente agita e impide la percepción nítida. También la volición falla, el discernimiento se empobrece, la inteligencia resulta superficial y el entendimiento poco penetrativo. Basada solo en la lógica y un pobre raciocinio, la consciencia entra en un escenario oscuro. Se agolpan asociaciones y dualidades que la robotizan aún más. La mente pierde vitalidad, se deja atrapar por los pares de opuestos (contra los que tanto previenen los budistas zen) y pierde en profundidad y capacidad transformativa. Pero sabiendo que esto es así, uno puede tratar de conquistar los medios para desarrollar y abrillantar la consciencia, sin autoengaños. Eso es puro yoga: conseguir una consciencia que se expanda y comprenda.

El trabajo del radja-yogui es arduo. Tiene que poner en marcha ejercicios para desarrollar al máximo sus potencias, aprendiendo a pensar y dejar de pensar, sentir y dejar de sentir, identificarse y desidentificarse; a mantener viva y continuada su atención mental, controlada y revitalizada su imaginación, purificado su entendimiento, sutilmente adiestrado el discernimiento; debe evitar ser víctima de las fluctuaciones mentales y tratar de utilizar la sabiduría del intelecto, y aún más, la de la intuición. Sin duda nos preguntamos: ¿cómo es posible todo ello? Pues gracias al firme propósito, el anhelo inquebrantable de libertad interior, la puesta en marcha de todas las técnicas introspectivas y de unificación de consciencia. Además, resulta esencial el fortalecimiento de la mente para convertirla en guardián de sus contenidos, cribando y filtrando influencias externas e internas; sanearla, para que sus fuerzas ocultas y aletargadas implosionen. Todo ello es imposible sin la práctica de la meditación y otras técnicas, utilizadas por los yoguis desde muy antaño, y a las que se unen las distintas formas de yoga, como el del discernimiento, el del trabajo consciente sobre el cuerpo y sus energías, el de la acción diestra y desinteresada, etc.

Asimismo, la concentración yóguica tiene un papel elemental, porque ayuda a extraer y quemar las latencias inconscientes. Esa es la alquimia de la concentración plena. Si uno no se libera de parte de sus condicionamientos psíquicos inconscientes, la Liberación seguirá estando lejos. Además, el desasimiento, al menos durante la meditación, de los órganos sensoriales para obtener una percepción suprasensitiva y aprender a desconfiar del informe de los sentidos es también de suma importancia. Darse cuenta de la dinámica infinita del deseo generando nuevos deseos es esencial, y en la medida de lo posible, aplicar el entendimiento correcto y el desapego. Nadie puede esquivar la práctica si quiere conseguir resultados ciertos. *Pratyahara*, *dharana* y *dhyana* son técnicas esenciales en este proceso de cultivo del entendimiento correcto. Nos ayudan a desasirnos de las influencias de *maya* y sobrepasar nuestra habitual condición humana, donde la mente consciente es también y en muchos sentidos inconsciente y de poco fiar, toda vez que facilita un conocimiento mundano y fenoménico, pero no transformativo. La mente ordinaria confía en que a través de la erudición y el pensamiento conceptual puede darse un cambio interior sustancial, pero este proceso es como lavar manchas de tinta con tinta. Por lo condicionado no se puede llegar a lo incondicionado.

Por el contrario, cuando se endereza y purifica, el discernimiento es un guía fiable y útil consejero. En la persona común, esta capacidad discriminadora está atrofiada y es perturbada por latencias subconscientes que la enturbian y le impiden experimentar esos relámpagos intuitivos, necesarios en la senda hacia el Sí-mismo. Sin embargo, mediante la reeducación y la práctica asidua, esa visión será más reveladora y generosa en los conocimientos que reporte. Por otro lado, el yo-metal debe supeditarse al Sí-mismo. La mente discursiva y el ego se rinden en el viaje hacia los adentros. Solo así puede sobrevenir un cambio real que conforme una nueva manera de ser, de comportarse, reaccionar, pensar y amar. Ese es el camino sinuoso del Despertar, el que nadie puede atajar. De ahí el antiguo adagio: «Los grandes señalan la ruta, pero uno mismo tiene que recorrerla».

Aprendiendo a controlar y unificar la mente sensorial y el intelecto puro, el practicante se va liberando de condicionamientos culturales y educacionales. Así, se sale de la sociedad neurótica, conecta con un entendimiento más elevado y deja de apoyarse en conceptos, etiquetas y prejuicios. Tampoco lo hace en la masa de condicionamientos psíquicos, pues aprende a verlos sin reaccionar, o sea, sin añadir *samskaras* a los *samskaras*.

La supraconsciencia

Para el *radja-yogui*, además de los planos subconsciente y consciente, existe en la mente (al menos en potencia) el plano conocido como supraconsciencia o mente supramundana, que se apoya e ilumina a través de otro tipo de conocimiento, uno muy diferente al puramente racional o conceptual, y que está libre de esquemas, impresiones subliminales, confusión mental y emociones insanas. Esta consciencia de orden superior empieza a hacerse evidente cuando la consciencia ordinaria se va desarrollando, perfeccionando y purificando, previniendo innumerables y ciegas identificaciones, liberando su núcleo de caos y confusión, y cultivando una nueva manera de percibir, conocer y entender. Al igual que el bloque de mármol ya contiene la escultura (solo hay que esculpirla), la mente ordinaria puede transformarse para convertirse en una mente más consciente, una que se sitúa más allá de las apariencias y por encima de la ignorancia básica. La mente ordinaria solo facilita un conocimiento superficial, pero la mente supramundana permite conectar con la esencia de las cosas y hallar respuesta a interrogantes irresolubles con el entendimiento común. La supraconsciencia está capacitada para reflejar la última realidad, no como una idea banal, sino como una experiencia que llega hasta las raíces de la psique y la muta. Mediante un riguroso entrenamiento, una disciplina adecuada, la autoindagación, la investigación de la Realidad, la práctica correcta y el discernimiento purificado, cualquier persona puede entrar en las estancias de la mente supramundana y obtener otro tipo de visión, consiguiendo que el intelecto se torne fiable y autorrevelador. Mediante el máximo desarrollo de la comprensión intelectual se pasa a la comprensión intuitiva, siempre y cuando uno no se aferre a la mera comprensión del intelecto y sepa soltarla para alcanzar otra de rango superior.

La mente intelectual solo es de fiar a medias, trabaja con datos y pensamientos y es propensa a error. Pero existe una mente más elevada, suprarracional, que tiene otro tipo de aprehensión y que se va activando a través de las experiencias del *samadhi* (aun si no se llega al *samadhi*). Mediante la sabia combinación de técnicas como el *pranayama*, el *pratyahara*, el *dharana* y el *dhyana*, se obtiene el conocimiento que mora dentro de la mente quieta y vacua del ser humano. Al final, la propia mente se da cuenta de que debe rendirse para ir más allá de sí misma y permitir que se manifieste esa realidad interna: Mente Única o Universal, Talidad, Gnosis, Sunya, *Brahman*, Jivatman, naturaleza búdica o crística, *rigpa* o como fuere… da igual cómo se le llame. Al respecto, las palabras de la *Maitri Upanishad* nos dicen:

> Hay algo más allá de nuestra mente que mora en el silencio interior de nuestra mente. Es el misterio supremo al que no alcanzan los pensamientos. Déjese a la mente y al cuerpo sutil reposar en este interior, y no en otra cosa alguna.

Fases de la mente en su evolución

Existen tres fases de la mente que sobrevienen por sí solas a lo largo de la vida de una persona y dos más que pueden lograrse mediante el trabajo interior y el adiestramiento en la concentración y unificación de la mente. En total, pues, son cinco las fases mentales:

1. *Kahipta*. Corresponde a la infancia de la persona. Se trata de una fase en la que la mente es inestable, dispersa, incapaz de fijar ideas.
2. *Mudha*. El órgano psicomental se va conformando y va permitiendo la fijación de ideas, pensamientos, vivencias y emociones. Es una fase que comporta mayor madurez que la anterior, pero que también se caracteriza por su dispersión e inestabilidad. Solo hay momentos esporádicos de concentración en una fase propia de la adolescencia, donde el individuo comienza a tomar consciencia de su mundo circundante.
3. *Vikshipta*. Es la fase correspondiente al individuo adulto, en la que se combinan la estabilidad y la inestabilidad mental, la concentración y la dispersión. El subconsciente ha acumulado infinidad de datos, información general, experiencias y vivencias. Se han fijado en la persona hábitos, tendencias, conceptos, dogmas, prejuicios, formas de carácter, ideas muy diversas. Aunque es la mente propia del adulto, no ha alcanza-

do, ni mucho menos, su completa evolución, sino que permanece en un estado de semidesarrollo y considerable inmadurez. Solo el adiestramiento adecuado puede completar su evolución.

4. *Ekagrata*: es la mente concentrada, unificada. La persona logra canalizar voluntariamente sus energías mentales, apresar sus pensamientos, silenciar el griterío mental y conseguir la unidireccionalidad de su centro mental.

5. *Nirodha*: representa la total inhibición de los procesos mentales, la supresión de todas las modificaciones de la consciencia, el dominio sobre el centro mental. Esa inhibición le permite a la persona captar su esencia.

Los estados de la mente

Para las *Upanishads*, son cuatro los estados de la mente: vigilia (*jagrat*), sueño con ensueños (*swapna*), sueño profundo (*sushupti*) e iluminación (*turiya*). En la *Mandukya Upanishad* leemos:

> Este yo es Brahma y este yo es de cuatro clases. El estado de vigilia, con conocimiento de los objetos exteriores, es la primera clase. El estado de sueño, que percibe en el interior de uno mismo una dicha desprovista de objetos materiales, es la segunda clase. El sueño profundo, en el que el durmiente no tiene ningún

deseo, el estado de letargo profundo, unificado, ya que es conocimiento puro en el que se goza intensamente, es la tercera clase. El no percibir interior ni exteriormente, ni conocer ni no conocer, la única forma imperceptible, indescriptible, innominable de la consciencia de uno mismo, la negación del mundo fenoménico, es la cuarta clase. Eso es el sí-mismo, lo que debe realizarse.

El estado de vigilia mantiene la consciencia activa y modificada. La mente receptora (*manas*) refleja la dinámica sensorial y toma consciencia de los objetos externos. El yogui trabaja activamente sobre este estado para ir logrando el perfeccionamiento de todo su ser y la aproximación a su esencia. Trabajando yóguicamente durante este estado de la mente se va conquistando el del sueño profundo y el de iluminación. La mente de vigilia se entrena para que realmente sea vigilante y se mantenga en alerta todo lo posible. La mente receptiva está activa y la consciencia atenta. El yogui trabaja para intensificar y unificar la atención y desarrollar y expandir al máximo la consciencia, adiestrándose mentalmente para adquirir un dominio completo sobre dicho estado mental. Para la persona iluminada, el estado de vigilia es casi tan ilusorio y difuso como el del sueño con ensueños, donde también hay apegos, temores y emociones. Existe mayor distancia entre el hombre común y el hombre iluminado que entre el hombre en sueños y el aparentemente despierto.

El estado de sueño con ensueños sumerge a la consciencia en pasividad aparente, porque la mente continúa percibiendo impresiones sensoriales y el subconsciente sigue funcionando. Este estado de mente se caracteriza por la producción de incontroladas imágenes oníricas, parte de las cuales vienen provocadas por percepciones sensoriales y otras que se generan en el subconsciente y representan una especie de válvula de escape. También pueden producirse sueños reveladores para la transformación interior.

Si el practicante medita asiduamente y se concentra mejor, se obtienen niveles de sueño más profundos y hay menos conflictividad agitante en el subconsciente. En algunas corrientes de yoga es muy valorado el sueño profundo sin ensueños, porque es como una aproximación al Ser que renueva por completo a la persona. Leemos en la *Chandogya Upanisahad*:

> El espíritu que duerme sin ensueños, en la silenciosa quietud del sueño profundo, ese es *Atman*. El espíritu inmortal carente de temores, eso es *Brahman*.

Para el yoga de Patanjali, el ensueño es considerado como un simple proceso y no parece tener una significación especial. Pero es indudable que, si se han solucionado negatividades y contradicciones del subconsciente, el sueño será más profundo y reparador e incluso el individuo podrá meditar mejor. No debe pasarse por alto que el sueño es una de las esenciales fuentes de energía o *prana*.

El estado *turiya* o iluminación representa la conjunción de los pares de opuestos, una implosión de máxima comprensión interior de la mente, originando su total madurez y abocándola a la última Realidad. Dicho estado reporta la intuición mística, bien conocida por el misticismo universal, y representa un sentimiento de plenitud, gozo, certidumbre y unidad. Para llegar a ese estado de iluminación, el yogui perfecciona sus otros estados de la mente, siempre en busca de una verdad de orden superior que escapa por completo a la técnica y a la ciencia, y que debe ser rescatada y experimentada individualmente.

8. El adiestramiento del órgano psicomental

El cultivo de la atención mental

La atención es una de las facultades más valiosas de la mente, una función de la consciencia de extraordinaria utilidad para la óptima realización del trabajo interior. La atención mental es tanto más potente cuanto mejor esté concentrada la mente. Concentración y atención mental pueden surgir espontáneamente o de forma provocada. El yoga se sirve de este segundo tipo de atención mental, es decir, atención mental intencionadamente provocada. Cuanto más estable sea la atención mental, mejor dispuesto estará el practicante para percibir dentro y fuera de sí mismo, para captar la esencia de las cosas y poder adecuarse a las circunstancias y fenómenos del exterior, y así movilizar las energías latentes de la mente.

A una atención más intensificada corresponde un discernimiento más fiable, una mejor autovigilancia, un juicio más válido, una visión más amplia, más profunda, más independiente. La atención mental desarrollada es luz y guía para la persona, filtro protector de la mente, centinela capaz de tener el subconsciente a salvo de influencias negativas del mundo circundante. Una atención intensa permite la percepción de detalles que pasan inadvertidos a la mayoría de los seres humanos, enriquece la visión del objeto, revela el secreto íntimo de las cosas. Una atención viva puede ser utilizada con fortuna para el descubrimiento interior, la constatación de mecanismos e intenciones internas, el control de reacciones. En suma, para un conocimiento menos fragmentado y parcial, más integral y total. La atención mental posibilita percepciones conscientes y alcanza más plenitud cuanto más adiestrada esté la mente. Es susceptible de perfeccionarse en alto grado y cuanto más se purifique más provechosa resultará como instrumento para el desarrollo superior y la evolución espiritual.

La más perceptiva y fiable es la atención pura, aquella libre de esquemas, juicios y prejuicios, asociaciones y viejos patrones, exenta de los pares de opuestos, intensa, pero sin falseamientos, directa. Esta hace posible el estado de máxima perceptividad, pues desarrolla comprensión profunda y clara. Así, la mente se libera de muchas de sus ataduras, se conecta con el instante, se obtiene frescura y claridad mental, puede ser dirigida hacia donde se proponga su propietario, manteniéndose libre de las redes de asociaciones, percepciones adulteradas, resistencias psíquicas e inamovibles moldes mentales que limitan y oscurecen la visión. Aprecia las cosas como son, siguiendo la admonición del Buda: «Ven y mira». Con una mente así, la persona mira lo que es, y no lo que teme o quiere ver. Esa atención se sitúa por encima del análisis intelectivo y es capaz de ver todo con ecuanimidad. Al llevarla a su máxima intensidad, desencadena la intuición o sabiduría. Para ello hay que seguir un método basado en un buen número de ejercitaciones y en tratar de estar más atento en las actividades diarias. La atención se torna un factor liberatorio eficiente y se descubre la realidad tal cual es, sin filtros que la falseen. Es útil tanto para la vida diaria como para la espiritual. Es poderosa en toda circunstancia. Nos permite percibir y percibirnos, ver y vernos. Es necesaria para el autoconocimiento y es un vehículo para desplazarnos de lo aparente a lo real, de la extraversión a la introspección. Nos ayuda a frenar memorias e imaginaciones que nos descentran para descubrir y regular nuestras reacciones. Se trata de atención mental y comprensión clara con Sabiduría. La atención es un medio idóneo para ganar terreno a las reacciones automáticas y, por tanto, al subconsciente. Estando atento, se está capacitado para quebrar identificaciones que esclavizan, y así poder ser más libre.

Si estamos más atentos, percibimos más límpidamente; de ahí surge la comprensión clara y profunda que conduce a la acción correcta. Infinidad de errores, incluso muy lesivos, son por falta de este tipo de atención, que resulta un soporte para el discernimiento. Por todo ello, la mayoría de las técnicas orientales de autorrealización, y por supuesto el yoga, valoran mucho la atención como factor transformativo y liberatorio.

En la triple autovigilancia propuesta por el yoga, y que se puede llevar a cabo en todo momento y circunstancia, tiene un papel fundamental la atención, porque mediante ella uno toma consciencia de sus mecanismos y reacciones psíquicas, conectando consigo mismo y adquiriendo consciencia de las conexiones internas, las causas de los pensamientos, los intereses más ocultos, los más sutiles pensamientos y los automatismos que antes pasaban desapercibidos. Esta triple autovigilancia es la de la mente, la palabra y los actos.

Una de las razones de la semievolución del ser humano es su mecanicidad. El desarrollo de la atención mental pura representa uno de los medios más seguros para ir refrenando la mecanicidad y así ganarle terreno a las reacciones automáticas del inconsciente. La atención nos permite ganarle tiempo al tiempo, adelantándonos a cualquier reacción o acto, y determinando si procede o no darle cauce libre. Las reacciones automáticas y los actos precipitados e impensados pueden ser concienciados con provecho. Infinidad de técnicas del yoga tienden a cultivar y desarrollar la atención, incluidas por supuesto todas las del verdadero *hatha-yoga*. La atención renueva la mente a cada instante, evita acumulaciones inútiles, intensifica la realidad del momento y favorece al resto de funciones mentales, pero, sobre todo, es portadora de Sabiduría.

La atención pura, libre pues de aditamentos de cualquier clase, tiene la capacidad de frenar las tendencias rajásicas (deseo, apego, pasión, aferramiento a los objetos sensoriales, adicción a las obras, encadenamiento) y las tamásicas (indolencia, apatía, negligencia, inercia) para que así pueda emerger la tendencia sátvica (pureza, dicha, equilibrio, armonía, luz).

El adiestramiento mental

El adiestramiento metódico de la mente es necesario para la conquista interior, y para poder conseguir que la misma, que genera tantos conflictos e ignorancia, pueda cambiar y ser causa de quietud y lucidez.

Mediante el entrenamiento mental comienza a gobernarse el pensamiento. El Buda declaraba: «No conozco nada que cause tanto sufrimiento como una mente mal gobernada; ni que cause tanta dicha como una mente bien gobernada». El adiestramiento de la mente la va poniendo bajo el yugo (*yoga*) de la voluntad y la lucidez, consiguiéndose la unidireccionalidad que reporta un tipo de conocimiento diferente al común.

Una mente débil y desintegrada puede arruinar la vida de una persona, tendiendo a alimentar conflictos, obsesiones, pensamientos insanos o contradicciones, frenando el proceso de autodesarrollo y transformación. La mente sirve de riendas para dirigirse hacia la libertad interior. Leemos en la *Katha Upanishad*:

Sabed que el yo que se encuentra en el interior es el amo de la carroza y que esta representa el cuerpo. Considerad el intelecto representado por un auriga y la mente por las riendas. Los sentidos están representados por los caballos y el camino por el que van los objetos de los sentidos.

La mente, en su más alto grado de desarrollo, percibe el Símismo o esencia. Además, uno solo puede fiarse de los datos que proporciona una mente equilibrada y solvente, porque no puede conferirse ningún valor a los datos de una mente inarmónica.

No hay técnica oriental de autorrealización que no le haya concedido importancia al domino de la mente. Por un lado, se ejercitan las técnicas en la posición sedente, en meditación, pero, por otro lado, hay que tratar de estar atento en la vida diaria. Una mente bien adiestrada es el medio óptimo para encontrarse a uno mismo y para mantener la ecuanimidad en los cambiantes estados de ánimo, las fuerzas ciegas del subconsciente y los caprichosos impactos provenientes del exterior. Volviendo al Buda, que utilizaba la parábola de la casa, decía: «Una mente bien gobernada es como una casa bien techada en la que no penetran el agua, el granizo o la nieve».

Una mente bien ejercitada está más preparada para mantener su equilibrio ante las vicisitudes y no dejarse zarandear tanto por el apego y el odio. La unificación mental es armonía, comprensión, visión cabal y penetrativa.

Es necesario examinar la mente con paciencia para conocerla y aprender a pensar y dejar de pensar, a controlar los pensamientos. Para esto, existen varias actitudes:

- Cortarlos en su raíz.
- Observarlos atenta, imperturbada y ecuánimemente.
- Combatir los pensamientos insanos mediante el cultivo de los sanos.

Para subyugar la mente, el yoga ha ido verificando infinidad de técnicas de concentración, meditación, interiorización, vacuidad mental, visualización, condicionamiento sano del inconsciente, etc. Incluso, como veremos en el capítulo siguiente, todas las técnicas del auténtico *hatha-yoga* tienden a desautomatizar, alertar la atención y unificar las fuerzas mentales. Examinaremos seguidamente el *pratyahara*, el *dharana* y el *dhyana*, métodos milenarios que se han utilizado para obtener la unificación intensa de la mente (*ekagrata*), y que siguen teniendo la misma vigencia.

Pratyahara

La mente sensorial está conectada con los órganos sensoriales. La dinámica de estos modifica el contenido de aquella. El *pratyahara* consiste en el intento por volver la atención adentro, desconectando la mente de los órganos sensoriales y evitar que la dinámica sensorial pueda perturbarla. Los místicos de todas las tradiciones han conocido bien este reconfortante e inspirador estado de interiorización que distancia temporalmente a la persona del mundo circundante y que tanto la conforta en su interior. Se trata del singular viaje hacia «la caverna del corazón».

Los sentidos son las ventanas por las que nos asomamos al mundo externo. Las impresiones que reciben se trasladan a la mente sensorial y modifican de continuo su contenido. Pero la mente puede ser aquietada temporalmente, retirada de los órganos sensoriales, sumergida en un estado de imperturbable

quietud. Ese es el verdadero estar-en-sí-mismo o ensimismamiento.

Dharana

Dharana es la fijación de la mente en un solo soporte, con
absoluta exclusión de todo lo demás. El objeto seleccionado
es el soporte de la atención mental unificada, que debe ser lo
más continuada e intensa posible. Es necesario intentar evitar
las fluctuaciones de la mente, los pensamientos intrusos o pa-
rasitosos, la dispersión mental. Mediante la concentración, los
procesos mentales díscolos se van inhibiendo y toda la mente se
adhiere con firmeza al soporte de la concentración, cualquiera
que se haya seleccionado para tal fin.

Es bien sabido que toda fuerza canalizada gana en intensidad, sea la electricidad, el calor, el agua, el gas, la luz. La
energía mental no es en absoluto una excepción. Además, la
mente siempre es desarrollable y adquiere estabilidad e intensidad y poder a medida que va aprendiendo a concentrarse, a
mantenerse sujeta al soporte de la concentración.

La concentración tiene un doble alcance: nos permite fijar
la mente en aquello que deseamos sea el objeto de atención y,
además, nos posibilita para retirar la mente de aquello que es
perjudicial o superfluo. Tan importante es el primer aspecto
como el segundo en la trayectoria vital de un individuo. Por
ellos, la concentración es altamente saludable y recomendable. El yogui aprende a pensar y dejar de pensar y, sobre todo,

aprende a no dejarse pensar por los pensamientos, lo que le sucede a la mayoría de los seres humanos.

La concentración reduce las tensiones de la mente. Esta tiende a burlar una y otra vez la vigilancia del practicante, pero este tiene que esforzarse por conducir la mente al objeto de la concentración, y en cuanto descubra que se ha alejado del mismo, adueñarse de ella y obligarla a centrarse en el soporte. Con la práctica, la mente irá siendo menos rebelde y podrá mantenerse más tiempo en la semilla de la concentración.

La concentración es integradora y va unificando la consciencia. El sometimiento de la mente es progresivo. Y los interminables impulsos de la mente se van combatiendo con la práctica perseverante.

Cualquier soporte, hasta el más insignificante, es apto para la concentración. Por eso la *Ishvara-gita* señala:

La concentración consiste en fijar el pensamiento en el loto del corazón, o en el ombligo, en la cabeza, en un miembro, en el cráneo o en cualquier zona corporal.

La práctica de la concentración desarrolla la capacidad penetrativa de la mente, pero también su capacidad abstractiva. Se fortalece la mente y se hace más resistente a las influencias negativas provenientes del mundo circundante.

La práctica de la concentración va quemando las latencias del subconsciente y fortaleciendo la consciencia con respecto a ellas. Se quiebra la distancia entre el sujeto y el objeto, hasta lograr la fusión entre ellos, un estado de total comunión que solo entiende el que practica. La mente se vacía de todo para llenarse del soporte de la concentración. Ya no hay dualidad ni separación. El objeto se sitúa en la mente y este se estabiliza en el objeto y se absorbe en el mismo. Sujeto y objeto se identifican estrechamente y no hay entonces *continuum* mental más poderoso que este.

Diez, quince, veinte minutos de concentración van adiestrando y madurado la mente. Pero la asiduidad es el factor esencial. La mente debe ser reeducada y manumitida, pues según algunos yoguis es como un mono ebrio y loco, o un elefante furioso.

La persona debe aprender a gobernar su mente para que ella no gobierne a la persona. Será tanto más fácil de dominar cuanto más se someta a una disciplina y más se establezca en la calma, el desapego, la ecuanimidad y la capacidad para no dejarse absorber por influencias nocivas del exterior o de la propia psiquis.

Hay técnicas sencillas de concentración y otras mucho más elaboradas. Pero al principio hasta la técnica más fácil resulta difícil dada la inestabilidad de la mente.

La práctica de la concentración se puede llevar a cabo en una postura clásica de meditación o sentado en una silla, preferiblemente con el tronco y la cabeza erguidos. Se estabiliza la postura, se ralentiza un poco la respiración y se selecciona el soporte en el que fijar la atención. Puede ser fijada en una parte del cuerpo, una figura geométrica, un color, un sonido repetitivo, un punto de luz, la respiración o cualquier otro. En mis clases de meditación combinamos ejercicios de pura concentración con los de meditación, introspección, observación inafectada y otros. Entre los de concentración, tenemos como predilectos los del grupo de atención a la respiración, pero también hacemos concentración en el vientre, el entrecejo, una luz en el entrecejo o en el corazón, las sensaciones en las palmas de las manos, y otros muchos para ir absorbiendo la mente.

A veces la mente está más descentrada y cuesta más trabajo y disciplina mantener la concentración, pero hay que insistir en gobernarla. En la *Bhagavad-gita* leemos: «Cuando la mente, agitada e intranquila se extravía, hay que dominarla y someterla al yo». Sin desfallecer, hay que irse absorbiendo más y más en el soporte de la concentración. Así, no solo se fortalece la mente, sino también la voluntad.

Más adelante, en el capítulo dedicado a las técnicas de concentración revisaremos los distintos soportes para la misma, incluido el *mantra*, siendo uno de los preferidos el OM. Al respecto, la *Dhyanabindu Upanishad* dice:

De *Om* nacieron los dioses, de *Om* nacieron los astros, de *Om* surgió todo el Universo compuesto de tres mundos y los seres animados e inanimados.

Y en la *Amritanada Upanishad*:

Es preciso meditar sin tregua y de mil maneras diversas sobre este misterio de *Om*, a fin de liberarse de toda impureza.

La concentración en el yoga tiene un papel muy importante como medio o herramienta para absorber la mente y lograr grados muy altos e intensos de ensimismamiento que permitan la inhibición de las ideaciones y, por tanto, la captación de lo que reside más allá de los pensamientos. Estos grados de abstracción o absorción, de poderoso ensimismamiento, conducen del *pratyahara* (retracción sensorial), al *dharana* (concentración), luego al *dhyana* (meditación) y finalmente a la antesala del *samadhi* y al *samadhi*, que deja sus huellas de liberación en la mente, desencadena la intuición mística, y va aproximándonos a la Liberación (*moksha*, *mukti*).

La represión de las ideaciones es el estado de *nirodha*, también conocido como *samapati*, *Nirmana kala* o *unmani*.

Dhyana

Debe tenerse en cuenta que en la tradición del yoga se la ha concedido mucha relevancia a la conquista de estados muy superiores de consciencia, que se consideran por sí mismos transformativos, reveladores e iluminadores. De la misma manera que el *pratyahara*, ayudado por el *pranayama*, favorece el *dharana*, el *dharana* conduce al *dhyana*, y este a su vez, altamente practicado y desarrollado, a las distintas categorías de *samadhi*.

La meditación yóguica no debe ser entendida como una reflexión o un mero análisis discursivo. Pretende la estrechísima identificación del sujeto con el objeto para que, en última instancia, todos los procesos mentales sean superados gracias a una mente muy receptiva e interiorizada, que fluye como soporte de meditación –con absoluta exclusión de todo lo demás– y capta la esencia del objeto como medio para abstraerse de tal manera que cesan sus juegos de ideaciones, memorias, asociaciones, imágenes y consciencia del exterior. La mente se adentra en sí misma y se sitúa en la raíz del pensamiento, absorbiéndose más y más con la supresión de ideaciones y el debilitamiento del ego. Así se gana introspección, sosiego, ecuanimidad, alegría y plenitud, yendo más allá de lo aparente y fenoménico. La mente va recuperando toda su pureza, quedando absorta en su origen, salvando el juego de los pares de opuestos, el razonamiento ordinario y la tendencia a extraviarse e irse de su fuente. El practicante deja de ser arrastrado por el pensamiento, para ser en sí mismo más allá de cualquier ideación.

Meditar es un intento por ampliar al máximo la comprensión, desarrollar la capacidad intuitiva, intensificar vivencias internas, obtener un conocimiento supraconsciente. Como acertadamente indica Mircea Eliade: «Ningún *continuum* mental puede adquirir la densidad y pureza que nos permiten alcanzar los procedimientos yoguis». Esta es la única manera de rescatar verdades inaprehensibles para la mente ordinaria.

La meditación produce cambios a niveles muy profundos, remodela la mente, ofreciéndonos orientaciones que de otra manera hubieran pasado siempre inadvertidas. De la meditación se desprende un estado de imperturbable serenidad, de integración interior; se obtiene una nueva vivencia y un nuevo punto de vista, una renovada manera de ver las cosas, sin conceptos prestablecidos ni prejuicios. Se entra en el «alma» del soporte meditacional, que se refleja a su vez con inmaculada fidelidad en la mente del meditador. Asimismo, la práctica de la meditación libera energías internas, descubre aspectos insospechados.

Vivekananda explicaba:

> Cuando el espíritu ha sido erguido para permanecer fijo en cierto punto, exterior o interior, adquiere el poder de afluir en cierta forma hacia ese punto en una ola ininterrumpida. Tal estado se llama *dhyana*. Cuando se ha intensificado su poder de *dhyana* hasta ser capaz de rechazar la parte exterior, el estado se llama *samadhi*.

Yóguicamente entendida, la meditación es una prolongación de la concentración y es toda una ciencia que los yoguis han desarrollado admirablemente a lo largo de milenios. Pretende proyectarnos de la comprensión intelectual a la intuitiva, de la comunicación a la comunión, de los datos sensoriales a las percepciones supraconscientes. En sus grados más elevados, la meditación comporta el silencio absoluto de la mente, pero con la permanencia de una lucidísima consciencia proyectada hacia el soporte de la meditación. Sin embargo, hasta conseguir esa unificación de la consciencia, es inevitable que haya intervenciones de los procesos psicomentales, aunque, poco a poco, hasta los más sutiles van remitiendo.

Hay que convertir la meditación en un hábito. Es natural que al principio intervengan los pensamientos, las emociones y las sensaciones, pero hay que evitar que nos empujen a divagar. En comunicación personal, me decía Swami Krishnananda en Rishikesh (toda esta interesante entrevista aparece en mi obra *Conversaciones con yoguis*):

La meditación yóguica trata de encontrar la esencia del objeto, de obtener una visión absoluta y total, y de unificar todos los objetos de la creación. Fijar la mente sobre un objeto es *dharana*. Cuando la mente fluye sobre el objeto de concentración, entonces es *dhyana*. La meditación yóguica es más que una meditación meramente intelectual. Llega a ser completamente diferente. El intelecto, no lo olvidemos, es dualidad y la concentración busca exclusivamente la unidad. Al principio, intervienen los pensamientos y el intelecto, no cabe duda, pero posteriormente es necesario superarlos e ir hacia la auténtica concentración yogui. El sujeto y el objeto están separados en apariencia, pero nunca pueden ir separados. Después de la inteligencia, y si se trabaja asiduamente, vendrá la intuición, pero eso lleva tiempo, mucho tiempo.

Existen muchas formas de meditación y muchos métodos. Incluso la meditación en el propio yoga es distinta si tiene un enfoque radja-yóguico, *samkhya*, *vedanta*, *bhakta* o tántrico.

En cualquier caso, no cabe duda de que, como me decía Swami Chidananda en Rishikesh:

Con la práctica asidua de la meditación se van eliminando poco a poco las interferencias y llega un momento en que toda la mente permanece inalterablemente fija en el objeto de la meditación. Hay meditaciones analíticas o discursivas, apoyadas en la intelección, pero en su mayoría tienden a unificar la consciencia, y en el *radja-yoga*, a suprimir las ideaciones y lograr conectar con la mente quieta. De la meditación brota la sabiduría o un conocimiento intuitivo que escapa a las palabras.

Pratyahara, *dharana* y *dhyana* son herramientas para lograr esa alquimia interior que desencadena una visión liberadora y un estado de consciencia que implica la lucidez y la compasión. Conducen a la experiencia samádhica, que es la que tiene más capacidad para transformar a la persona y aportarle otra manera de percibir y ser.

La práctica de la concentración permite ir ascendiendo a elevados estados de consciencia que reportan sensaciones y sentimientos muy transformativos y que van modificando la psique. La interiorización se acentúa inmensamente.

9. Técnicas de concentración

En mi obra *Cien técnicas de meditación* recojo ciento treinta y siete técnicas de introspección, concentración y meditación de diferentes tradiciones. Incluyo en este apartado algunas técnicas básicas de *radja-yoga* y, por tanto, del dominio sobre la mente y unificación de la consciencia.

Aunque los ejercicios de unificación mental (*ekagrata*) se pueden llevar a cabo en cualquier posición que permita estar con el tronco y la cabeza erguidos, mencionamos las posturas que más se han utilizado tradicionalmente para ejecutar las técnicas de introspección. Tales son:

Postura del sastre

Sentado en el suelo, se flexionan y se cruzan las piernas, quedando los talones debajo de la nalga contraria. El tronco y la cabeza erguidos y las manos sobre las rodillas respectivas o en el regazo, una sobre la otra.

Postura perfecta

Esta es la postura del sabio, una de las más importantes posiciones del yoga para la meditación. Consiste en sentarse en el suelo con las piernas juntas y estiradas. Se desplaza la pierna derecha ligeramente hacia la derecha y se dobla la pierna izquierda. Se coloca el talón izquierdo entre el ano y los genitales, junto al perineo. Seguidamente se flexiona la pierna derecha y se coloca el talón junto al pubis. Los dedos del pie derecho quedan colocados a lo largo de la pantorrilla izquierda y parte de la planta se apoya en el muslo. Los tobillos permanecen cruzados, la columna vertebral erguida y la cabeza se inclina hacia delante. Las manos pueden estar apoyadas en las respectivas rodillas, recogidas en el regazo, una sobre la otra, o formando el denominado *mudra* de la sabiduría, el *gnanamudra*, en el que el índice y el dedo pulgar se unen por las yemas y quedan estirados los otros tres dedos. El simbolismo de este *mudra*, entre otros, es la unión del principio individual con el Cosmos (lo constelan el índice y pulgar) y los tres *nadis* más importantes de energía (lo constelan los otros tres dedos).

Postura birmana

Erguido el tronco y la cabeza, se lleva la pierna izquierda hacia el tronco y se coloca la derecha, flexionada, delante de la izquierda.

Postura del héroe

Sentado y erguido, una pierna se flexiona hacia afuera y la otra se dobla hacia dentro y se coloca el pie sobre la cara alta del muslo contrario.

Postura del diamante

Sentado a la manera japonesa, pero no sobre los talones, sino que las nalgas quedan apoyadas en el suelo entre los pies.

Postura del medio loto

Sentado en el suelo, se dobla la pierna izquierda y se coloca el talón izquierdo en la zona entre los genitales y el ano. A continuación, se flexiona la pierna derecha, que se pasa por encima de la izquierda, y se coloca el pie sobre el muslo izquierdo.

Postura del loto

Sentado en el suelo, se cruzan las piernas, situándose cada pie encima del muslo opuesto.

Nunca se debe forzar el cuerpo en las posturas de meditación y mucho menos violentar la articulación de la rodilla. Se pueden utilizar los cojines que sean necesarios, lo importante es mantener el tronco erguido.

Ejercicios de concentración

Concentración en el entrecejo

Se retira la mente de todo y se estabiliza en el entrecejo. Cada vez que uno se percata de que la mente se ha alejado, vuelve y se retrotrae a esa minúscula parcela del cuerpo, tratando de cerrar la puerta a cualquier pensamiento y absorbiéndola más y más en el entrecejo.

Concentración en un punto de luz en el entrecejo

Se desconecta la mente de todo y se dirige al entrecejo, donde se imagina un punto de luz, como una lentejuela luminosa o la llamita de una vela. Se absorbe la mente tanto como sea posible en ese punto de luz.

Concentración en zonas claves del cuerpo

Se pueden utilizar determinadas zonas del cuerpo (el bajo vientre, la boca del estómago o el centro del pecho) para fijar la mente y evitar el paso de otros pensamientos. La mente se mantiene estable en esa zona y cada vez que uno se percata de que se ha dispersado, se retrotrae al área seleccionada. No se piensa, no se analiza, no se disgrega. Se trabaja con la atención mental pura, que se limita a percibir sin juicios ni prejuicios.

Concentración en la llama de una vela

Colocamos una vela encendida delante, en línea recta con los ojos, aproximadamente a medio metro de distancia. Parpadeando lo menos posible, fijamos la mirada en la llama durante un minuto. Después cerramos los párpados y los presionamos con la base de las palmas de las manos, concentrándonos tanto como sea posible en la luz que aparece debido a la fijación que se ha producido en la retina, intentando mantener esa impresión luminosa. Se puede repetir el ejercicio media docena de veces.

Concentración en un disco luminoso

Se trata de mantener la mente fija en la visualización de un disco de luz, como puede ser la luna, tratando de adherir y absorber la mente en ese soporte tanto como se pueda, evitando ideas para lograr el mayor ensimismamiento posible.

Concentración en la transparencia

Fijamos la mente en la transparencia, ayudándonos de imágenes como una plancha de cristal, una barra de hielo o un remanso de agua cristalina. La mente se posa en el soporte seleccionado y se va extasiando en el mismo tanto como sea posible.

Concentración en el elemento fuego

Visualizamos una fogata o lumbre y ensimismamos la mente en esta imagen tanto como sea posible, cerrando el paso a cualquier otra idea, tratando de absorbernos en la visualización del elemento fuego.

Concentración en la bóveda celeste

Visualizamos antes nosotros la bóveda celeste. Dejamos que toda nuestra mente se vaya absorbiendo en la imagen del firmamento, claro y despejado, cultivando un sentimiento de lentitud y cosmización. Si vienen pensamientos, son como nubes que vienen y pasan, no nos arrastran, seguimos totalmente identificados con la bóveda celeste y el sentimiento de totalidad.

La mirada en el vacío

Evitando parpadear o haciéndolo distanciadamente, perdemos la mirada en el vacío e intentamos no dejarnos afectar por ninguna ideación, para ir conduciendo la mente a un estado de no-pensamiento o vacuidad.

Luz interior

Se visualiza una luz hacia dentro de la cabeza, a la altura del entrecejo, y se va absorbiendo la mente en ella tanto como sea posible.

Noche mental

Se trata de ir oscureciendo el campo visual interno, imaginando, para ello, como si un velo negro cayera sobre los ojos o visualizando la bóveda celeste por la noche, totalmente oscura.

Posar la mente en un arquetipo de serenidad

Se trata de elegir un soporte de concentración que nos reporte el sentimiento profundo de serenidad. Cada persona tiene algún «arquetipo» en este sentido. Puede ser una cumbre, un arroyo, el mar, un valle, una pradera o un lago. Se trata de posar la mente en el soporte seleccionado y absorberla totalmente en el mismo, dejando que se adhiera tanto como se pueda al objeto de la concentración e inspirándonos en él para crear un sentimiento profundo de quietud. No se trata de reflexionar o divagar, sino solo de dejar que la mente se pose sobre el objeto seleccionado. También puede tratarse de una persona o un paisaje, pero siempre dejando que la mente se vacíe y se extasíe en la imagen seleccionada. Para personas religiosas también puede tratarse de una figura espiritual o un símbolo.

Concentración en el silencio

Muy atento, aquí y ahora, se conecta la atención con el órgano sensorial de la audición y se trata de percibir el silencio que pueda producirse en el exterior y, asimismo, en el interior.

Concentración en la postura corporal

Se retira la mente de todo para fijarla en la postura corporal y tomar esta como objeto de concentración, evitando pensamientos o divagaciones, como si el cuerpo fuera un mástil al que atar la atención.

La detención consciente

En la media de lo posible, se trata de inmovilizar el cuerpo, ralentizar la respiración y tratar también de detener los vagabundeos de la mente.

Ejercicios de atención a la respiración

Son muy numerosos los ejercicios de concentración y absorción mental que se sirven del proceso natural de la respiración, pues siempre está disponible para el cultivo metódico de la atención mental pura, o sea, aquella que se limita a percibir lo que es en el momento presente. En estos ejercicios hay que seguir lo más rigurosamente posible la prescripción: «No pienses, no reflexiones, no analices». Cada vez que la mente se fuga, hay que tomarla con firmeza y paciencia, y reconducirla al ejercicio.

Todos los ejercicios de meditación de atención a la respiración son de enorme valor para unificar la consciencia y lograr la unidireccionalidad mental, pero además calman y favorecen los procesos de cuerpo y mente. Con la práctica, se logran, paulatinamente, elevados niveles de abstracción mental, que han sido muy valorados tanto por los yoguis hindúes como por los budistas.

En nuestras clases, llegamos a servirnos de una decena de tales ejercicios, pero para esta obra he seleccionado algunos. Los demás aparecen en mi libro *Cien técnicas de meditación*.

La atención a la sensación táctil del aire

La mente se deposita en la entrada de los orificios nasales. Como el aire es movimiento, al entrar y salir origina una sensación táctil, sea en algún lado de la nariz o en la parte alta del labio superior. Libre de ideas y pensamientos, el practicante va absorbiendo la mente en dicha sensación. Si no se siente, no importa, se mantiene la mente fija en las aletas de la nariz y se vigila la entrada y salida del aire.

La atención al punto de confluencia

Se sigue el movimiento de la inhalación y de la exhalación con mucha atención y en lo posible libre de ideas. Se intensifica aún más la atención para tratar de captar el momento fugaz, pero muy importante, en que la inhalación se funde con la exhalación y la exhalación con la inhalación.

La atención al dentro y fuera del aire

Se conecta con la respiración y, libre de ideas y pensamientos, bien centrado en el momento presente, se toma conciencia de cuándo el aire está dentro o cuándo está fuera.

La atención a todos los pormenores de la respiración

Con la atención fija en la respiración, el practicante debe estar muy receptivo a todos los pormenores que pueda captar en la misma, por ejemplo: si se hace más leve o más intensa, más corta o más larga, si se suspende por algún momento o se entrecorta, cuándo el aire está dentro y cuándo fuera, y cualquier otro detalle que se pueda percibir, pero evitando las ideaciones y trabajando solo con la atención mental pura.

Concentración en la zona que se dilata al respirar

En este ejercicio no se está atento a la respiración, sino a la zona que se dilata al entrar el aire y que vuelve a su posición inicial al expulsarlo. Para ello, antes que nada, hay que tomar consciencia de si se está respirando con el tórax (se dilata el tórax) o diafragmáticamente (se dilata el estómago). Se conecta la atención con la zona que se mueve y se toma consciencia de cuándo la zona está dilatada y cuándo vuelve a su posición de partida, libre de ideas o pensamientos, trabajando con la atención mental pura, que se limita a percibir.

La observación de la mente

Dejamos la mente flotante y permitimos que vaya trayendo a su seno pensamientos, sentimientos, emociones, estados de ánimo, recuerdos, ensoñaciones o lo que fuere. No se le provoca ni se le suprime, solo nos limitamos, con mucha atención, a observar y ser el contemplador imperturbable y ecuánime de todo lo que vaya transitando por nuestra mente, sea grato o ingrato, concluso o inconcluso, lógico o absurdo. Si en algún momento somos arrastrados por los pensamientos y perdemos la consciencia-testigo, en cuanto nos damos cuenta de ello debemos recuperarla. Si en alguna ocasión la mente se queda en silencio, nos absorbemos en dicha quietud y luego volvemos a la observación cuando esta comience a funcionar de nuevo.

Inhibir los pensamientos en su raíz

En este ejercicio hay que poner toda la voluntad y firme determinación para no dejarnos llevar por los pensamientos y tratar de cortarlos en cuanto aparezcan en su propia raíz. Se trata de ejercitarnos en la inhibición del pensamiento y la desidentificación de los torbellinos mentales. Nadie puede evitar que surja un pensamiento en la mente, pero podemos entrenarnos, con voluntad y atención, para evitar que el pensamiento forme cadenas de pensamientos, es decir, el discurso mental. No importa si el pensamiento inhibido u otro aparece en la mente de nuevo, volvemos a inhibirlo una y otra vez con firme determinación.

La meditación en el ser

Sentados en meditación, intentamos desligarnos, durante unos minutos, de las ocupaciones, preocupaciones, afanes y actividades de la vida diaria en general (el mundo no va a parar por hacer esto, como les repito siempre a mis alumnos). Ahora bien, ignoramos los pensamientos, ni siquiera nos oponemos a ellos, sino que son como nubes que vienen, pero no nos arrebatan. Por otro lado, y esto es lo verdaderamente esencial, toda la atención, el interés y energía los enfocamos en nosotros mismos, para ir dentro tanto como sea posible, creando un espacio de silencio interior y quietud y experimentar la sensación pura y desnuda de ser. Cada vez que la mente se externalice, hay que tomarla y llevarla hacia dentro, para zambullirnos de nuevo en nosotros mismos.

Las personas creyentes también pueden utilizar al Absoluto para dirigir la mente hacia él e ir extasiándola en ese sentimiento de unión.

Cabe señalar que todas las técnicas del *hatha-yoga* pueden tomarse también como soportes de concentración, tratando de que la atención esté muy presente en la ejecución de cada procedimiento, consiguiendo así el *ekagrata* o unificación de la consciencia.

Las técnicas son herramientas que hacen posible una actitud nueva, basada en la atención, el sosiego, el contento interior, la ecuanimidad, la lucidez y la compasión. Por un lado, se necesita práctica; por otro lado, cultivar una actitud yóguica en la vida diaria y así convertir la meditación en un arte de vivir, en una técnica de vida.

Insisto en que un gran número de métodos y técnicas están recogidas en mis obras *Sadhana* y *Cien técnicas de meditación*, publicadas por Editorial Kairós.

10. *Hatha-yoga*

Los yoguis descubrieron la estrecha conexión que hay entre el cuerpo y la mente. Fueron los pioneros de la ciencia psicosomática, descubriendo que la inestabilidad mental y emocional repercute nocivamente sobre el cuerpo y que, asimismo, el desequilibrio psicosomático lo hace sobre la mente. Mente y cuerpo se influyen recíprocamente y solo la armonía en uno y otro ofrecen una unidad psicosomática equilibrada. Además, la enfermedad, el dolor físico y la debilidad orgánica son obstáculos en el camino de la autorrealización porque alteran la mente y dificultan la meditación.

En el ámbito del verdadero *hatha-yoga*, es necesario tener siempre presente que el cuerpo es un instrumento liberatorio, o sea, que se utiliza para reorientar la mente hacia lo autotrascendente, ayudándonos con sus valiosas técnicas a estimular aletargados potenciales transformativos, energías que al ser activadas colaboran en el perfeccionamiento de la mente y armonizan la psique. En ese sentido, el *hatha-yoga* tiene el propósito definido de cooperar en el despertar de la consciencia y, a través de cambios muy notables en el cuerpo (a un nivel que casi parece ciencia ficción), va consiguiendo mutar la mente y el comportamiento, incluso la personalidad y el carácter. Pero el hatha-yogui, al igual que los seguidores de otras modalidades yóguicas, observa las prescripciones del *yama* y del *niyama*, y tiene más que claro que el cuerpo es, correctamente dominado, un medio para satisfacer los ideales yóguicos, por ejemplo, el del desapego y la libertad interior. Incluso hace uso de energías que, de no activarse, pasarían toda la vida desapercibidas, y, sin embargo, su actualización es una ayuda importante en la senda del autodesarrollo. Las técnicas del *hatha-yoga* realizadas con rigor y precisión ejercen una acción directa sobre el sistema nervioso, purifican los canales energéticos, aumentan la capacidad de resistencia del organismo y coadyuvan al adiestramiento por cumplir las metas, no solo psicosomáticas, sino espirituales. El hatha-yogui valora mucho, pero sin apego ni aferramiento, la pureza del cuerpo, sobre todo el energético, y en este sentido los métodos de *pranayama* son ineludibles.

El cuerpo es la *prakriti* o sustancia primordial y material; es la energía más burda y la base de la pirámide humana, pero al estar asociado con la mente tiene tanta importancia como ella. El cuerpo es un vehículo en el plano terrenal y el yogui nunca lo menosprecia. Por el contrario, lo atiende con cuidado desde el desapego, sabiendo que algún día deberá soltarlo. En el yoga se dice que el cuerpo es el templo del Divino. El yogui aprende a conocerlo, a dominarlo equilibradamente, procurándole salud, fortaleza y armonía para que sea un aliado y no un enemigo. Sin embargo, sabe que en sí mismo, el cuerpo es la enfermedad y la atadura que consolida el ego, como declaraba Ramana Mahar-shi. El yogui conoce el cuerpo mediante su propia experimenta-ción, tomando consciencia de sus funciones, descubriendo sus hábitos y calibrando sus componentes. Aprecia enormemente sus energías y las reorienta hacia la liberación. Un cuerpo sano es de gran ayuda en el trabajo sobre la evolución de la consciencia.

La modalidad yóguica que se sirve del cuerpo como medio de autorrealización y como vía hacia el *radja-yoga* se denomi-na *hatha-yoga*. *Ha* es un término que quiere decir «sol», y *tha* quiere decir «luna», haciendo referencia a las energías positiva y negativa, centrífuga y centrípeta, que el yogui, con sus téc-nicas, debe aprender a armonizar. Además, de acuerdo a esta modalidad de yoga, el cuerpo físico está interprenetrado por un cuerpo energético o etérico, y con los procedimientos del *hatha-yoga* se incide también sobre estos y se ponen al servicio del ensanchamiento de la consciencia. Ahora bien, precisamen-te esta modalidad yóguica ha sido la más pervertida, falseada y distorsionada. No hay que olvidar –en honor a la verdad– que los primeros en mostrar un *hatha-yoga* degradado y adulterado fueron parte de los mentores indios que llegaron a Norteamé-rica y que lo falsearon por completo, a fin de rentabilizarlo, convirtiéndolo en una gimnasia exótica y de contorsionismo, sobrevalorando las *asanas* en detrimento de otras valiosas téc-nicas del yoga psicofísico.

El yogui aprovecha todo lo que está a su alcance para avan-zar en la búsqueda interior, la transformación y la elevación de la consciencia. No busca el bienestar físico solo por el bienes-

tar, sino a razón de que un cuerpo sano y resistente le será de
ayuda en la larga marcha de la autorrealización, pues en caso
contrario, le será de obstáculo y freno. Justiprecia el cuerpo y
lo convierte en un estrecho colaborador en el arduo proceso. No
se apega, no le rinde culto, pero lo valora. En el *hatha-yoga* o
yoga del dominio psicosomático, el cuerpo es un instrumento
liberatorio y sirve como escalera al *radja-yoga*, disciplina en
la que el yogui lo utiliza como soporte de concentración y supresión de los automatismos mentales, al igual que un *mantra*,
un *yantra*, una técnica concentrativa o la respiración. Además,
el cuerpo contiene preciosas energías que se pueden activar y
unificar, reorientándolas hacia lo Pleno.

El trabajo sobre el cuerpo, cuando se efectúa de manera
consciente y lúcida, en base a unos requisitos y a unas técnicas
precisas, es un medio útil para ir logrando el control de la mente
y unificando la consciencia. Se busca el dominio psicomental a
través del cuerpo y sus funciones, así que en realidad se trata de
un yoga psicofísico y no solo físico, como mucha gente suele
creer. El cuerpo se convierte en soporte meditacional. El verdadero *hatha-yoga* no solo pretende un cuerpo sano y armónico,
sino que este se torne medio de trascendencia. Ningún hatha-
yogui auténtico busca tan solo superar algunas disfunciones
somáticas o alcanzar la longevidad del cuerpo, sino que se sirve
de su vehículo carnal como un medio válido para escalar a planos más elevados de consciencia, comprensión y sabiduría. El
cuerpo se convierte en un laboratorio viviente. He confesado en
mi *Autobiografía espiritual*, que, aunque al principio, cuando

tenía quince o dieciséis años, recelé del *hatha-yoga* por el afán de servirme de yogas más depurados en busca de lo Sublime, con el tiempo he ido valorando más el auténtico *hatha-yoga*. En la actualidad tengo setenta y seis años, y ni un solo día dejo de practicarlo, pues siguiendo estrictamente todos sus requisitos, tiene mucho de meditación a través de la corporeidad.

Las técnicas del *hatha-yoga* no solo alcanzan al cuerpo físico y sus funciones, sino también al cuerpo vital o energético. Sus procedimientos hacen posible un mejor aprovechamiento de todas las energías que son, además, armonizadas, reguladas e incrementadas. El cuerpo físico y el cuerpo vital se someten a un minucioso adiestramiento. Hay técnicas para eliminar las impurezas del cuerpo, para mejorar y controlar diversas funciones, para equilibrar el sistema glandular, para combatir las fluctuaciones psicomentales, para despejar los canales energéticos, etc. En suma, todo un conjunto de procedimientos muy verificados durante siglos para el desarrollo armónico de los elementos constitutivos del ser humano.

Evitando el deterioro prematuro del cuerpo, utilizando todas sus energías, controlándolo en mayor grado que una persona ordinaria, el yogui puede obtener un valioso colaborador en el sendero hacia la autorrealización, alcanzando, a través de la meditación, cotas que muchas veces no pueden ser obtenidas si no se dispone de un cuerpo que funcione equilibradamente.

La práctica del *hatha-yoga* disciplina la voluntad, moviliza sus potencias y robustece al individuo no solo físicamente, sino también interiormente. La persona aprende a tomar consciencia de su propio cuerpo, a identificarse y desligarse de él a voluntad, a coordinarlo con la mente y a utilizar su vehículo físico como medio hacia el autocontrol y el autoconocimiento. Entre otras cosas, las técnicas del *hatha-yoga* influyen favorablemente sobre:

- El cuerpo, sus aparatos, sistemas y funciones.
- El carácter, disciplinando, cultivando la voluntad y reglando la forma de ser.
- La mente y sus facultades, pues con las técnicas del *hatha-yoga* no solo se buscan implicaciones fisiológicas, sino un control sobre las energías y la mente, que durante la ejecución de las técnicas es imprescindible. El *hatha-yoga* está muy lejos de ser una gimnasia exótica o un simple deporte. Cualquiera de sus procedimientos le exige una absoluta concentración al ser realizado. Además, el equilibrio del cuerpo colabora eficazmente en la estabilización de la mente y pronuncia su desarrollo. La toma de consciencia del organismo activa la atención mental pura.

Por tanto, la práctica del *hatha-yoga* hace un cuerpo más saludable y resistente, favorece el flujo e intercambio de las energías, intensifica y amplía la capacidad de concentración, disciplina el carácter y activa la integración psicosomática.

No es posible saber con exactitud cuándo comienza a utilizarse el cuerpo como modo real de autodesarrollo para el despertar, pero sin duda, y como veremos, sus orígenes conectan con dos grandes personajes llamados Matsyendranath y Gorakshanath. Lo cierto es que las técnicas del *hatha-yoga* se incorporaron al tantrismo aproximadamente en el siglo IV de nuestra era. Además, también existe un *hatha-yoga* (mucho menos desenvuelto) en el budismo tibetano y otros sistemas de autodesarrollo, al igual que las *asanas* de meditación, que se han utilizado desde antaño en el budismo, tanto Theravada como Mahayana, en el jainismo y en movimientos espirituales hindúes.

Ahora bien, es el *hatha-yoga* como modalidad yóguica la que se ha servido de innumerables y variadísimas técnicas psicosomáticas, parte de las cuales veremos enseguida. Todas ellas deben ser personalmente experimentadas para poder calibrar resultados individuales. En cualquier caso, presentar el *hatha-yoga* tan solo como un método para el bienestar, aún psicofísico, no es justo. Atendido de una manera seria y completa, es un yoga muy capacitado para transformar aspectos del ser humano y, además, la ejecución de sus técnicas, realizadas con atención, son una forma de meditación a través del cuerpo y sus funciones.

Diversos son los textos que, desde hace unos siglos, avalan el *hatha-yoga*. Esto no sucede en absoluto con otras formas de yoga físico, ausentes de textos que les procuren solvencia tradicional, aunque se pueda conjeturar que se han perdido. En el caso del *hatha-yoga* se trata de pruebas irrefutables y no de meras especulaciones, elucubraciones o suposiciones infundadas. Los textos que desarrollan las enseñanzas y técnicas del *hatha-yoga* son *Hatha-Yoga Pradipika*, *Shiva Samhita* y *Gheranda Samhita*, donde, a veces de manera desvaída y oscura, se explican sus procedimientos. Seguramente, esto se debe a que eran manuales de simple apoyo para las enseñanzas directas de los maestros. Están llenos, no hay que negarlo, de exageraciones sobre los efectos y poderes (*siddhis*) que se obtienen con tales procedimientos, pero se deja muy claro que el *hatha-yoga* es una escalera hacia el *radja-yoga* y que es una disciplina que adquiere todo su sentido cuando se usa para abrir el camino hacia el yoga mental. En este sentido, el *hatha-yoga* sería una modalidad coadyuvante o un complemento, pues, sin duda, con un cuerpo más sano y una energía más equilibrada, la práctica de la meditación y la introspección pueden ser más fáciles y eficientes. De hecho, el ayurveda se ha servido de nociones del *hatha-yoga* para darle un carácter más práctico y eficaz a sus métodos y técnicas. De ahí que se haya puesto cierto énfasis en el *kaya-kalpa* o cultivo del cuerpo. Digo «cultivo» y no «culto» al cuerpo. Insisto, el cuerpo puede ser un lastre o un aliado.

El verdadero *hatha-yoga* también ayuda al desasimiento de los órganos sensoriales y a la introspección, conectando con el cuerpo, pero yendo más allá del mismo, poniéndolo al servicio del entrenamiento y desarrollo de la consciencia. Por otra parte, el *hatha-yoga* pone especial empeño en activar, armonizar y desenvolver el funcionamiento de las corrientes pránicas. Por eso, determinadas *asanas*, técnicas de *pranayamas*, *mudras* y *bandhas* alcanzan los puntos vitales (*marmans*) para mejorar el flujo energético. El camino de purificación del *hatha-yoga* es poderoso, y tiende a desarrollar la mente intuitiva.

Seguramente, el movimiento del *hatha-yoga* remonta sus raíces u orígenes a la época de dos grandes yoguis: Matsyendranath y Gorakshanath, impresionantes conocedores, no solo del cuerpo, sino del mapa energético del ser humano y del órgano psicomental. Eran alquimistas internos, o sea, no interesados por la transmutación de los metales, sino en la mutación de la consciencia para la conquista de un conocimiento des-condicionado. Estos *mahayoguis* (grandes yoguis) eran tántricos, en el sentido de su capacidad para manipular y encauzar las energías sutiles y utilizar métodos psicofísicos para estimular los centros de energía.

Ellos fueron los pilares del sistema *natha*, que derivó en el *hatha-yoga* y otras formas de enseñanzas bastante esotéricas, de acuerdo a la mentalidad occidental. Otro movimiento de gran interés fue el de los *siddhas* o sabios alquimistas, iluminados o liberados-vivientes que impartían conocimientos y técnicas, y entre los que cabría incluir a Nagarjuna y el sabio Tilopa. Se trata de una cadena de iniciados con «toques» de cierta mitología o fantasía mística.

Por lo que parece deducirse de investigaciones, los *nathayoguis* eran unos impresionantes expertos del control respiratorio y de su capacidad para detener la respiración y provocar así el trance místico y la muerte aparente o estado cataléptico, durante el cual el practicante parecía un cadáver. Por otro lado, mediante actitudes, enseñanzas y técnicas se trataba (o trata) de conseguir el cuerpo adamantino, un cuerpo de transparencia y luz (energéticamente hablando) muy superior al carnal, rebosante en poder interior. De hecho, el *hatha-yoga* también se conoce como el yoga heroico, el yoga de la potencia o incluso el yoga violento. Esa «violencia», no hay que entenderla físicamente, sino energéticamente. El *hatha-yoga* es una técnica de contramecanicidad más que evidente, puesto que frena los automatismos psicosomáticos y así obliga al practicante a estar mucho más alerta. Se realizan movimientos lentos y se inmoviliza la postura, en contraposición a lo que sucede en la vida diaria, siempre moviéndonos y contrayéndonos innecesaria y robóticamente; se regula la respiración y se hace más consciente, y así, de manera sucesiva, con todas las técnicas del *hatha-yoga* se ejerce control en la desautomatización, que se aprovecha para entrenar la atención, estar más consciente de la propia organización psicosomática y unificar la consciencia. En el *hatha-yoga*, nada hay, pues, de gratuito o librado al azar, y menos aún se trata de una mera gimnasia deportiva.

Hay que decir que, en las décadas de 1930 y 1940, en la India, hubo un trasvase de técnicas gimnásticas al *hatha-yoga*, que luego siguió constelándose desenfrenadamente en Estados Unidos. Tanto es así que, a veces, ni para el investigador más afinado y riguroso resulta fácil discernir entre las *asanas* hatha-yóguicas y los ejercicios gimnásticos incorporados. Para empeorarlo todo, eran muchos los que practicaban *asanas* y se dedicaban también al culturismo o viceversa. Yo mismo tuve que padecer, en más de una ocasión, la impertinencia de culturistas que daban clases de *asanas* (al más puro estilo yoguista, no yoga), que de mala manera trataban de convencerme de que ellos eran los mayores conocedores del tema y de que eso era el auténtico *hatha-yoga*. Me encontré con este tipo de individuos tanto en Calcuta, como en Delhi e incluso en Benarés. Aun hoy no cabe la menor duda de que muchas posiciones o *asanas* han sido infiltradas por culturistas que hacían yoga, y tales esquemas corporales no aparecen incluidos en ningún texto, ni por supuesto el saludo al sol como tal. Pero en lo que no se ha podido infiltrar la calistenia y el culturismo o gimnasia sueca y afines, es en otras técnicas yóguicas como el *pranayama*, los *mudras* y *bandhas* y los *shatkarmas*. Todavía resulta incompensable e intolerable (y más aún que todo esto no sea reconocido por los que deberían hacerlo) que aquellos primeros mentores hindúes de *hatha-yoga* que llegaron a Occidente traicionaran la esencia de esta disciplina, prostituyéndola y rentabilizándola, convirtiéndola en una gimnasia exótica a la que denomino yoguismo para diferenciarla del verdadero *hatha-yoga*.

Una vez más hay que decirlo: el yoga no es gimnasia, ni deporte, ni calistenia, ni pilates, ni aerobic, ni contorsionismo, ni estiramientos, ni una actividad, en suma, gimnástica o deportiva. ¡No lo es! Y no lo es por mucho que algunos se empeñen en llamar yoga a lo que no es yoga.

El *hatha-yogui* valora mucho su esencia nutritiva, pero no por apego al cuerpo ni por los «ganchos» que utilizaron los mentores para comercializar el yoga en Occidente y americanizarlo (como la consecución de la longevidad, la potencia

de la juventud, la resistencia a toda enfermedad y otras me-
meces de ese tipo), sino porque si el vehículo somático está
más fuerte y la energía fluye mejor, también la mente estará
en mejor disponibilidad de meditar y hacer el trabajo necesario de transformación y mutación de la consciencia. Se cuida
la esencia nutritiva y, mediante la alimentación sana y equilibrada, la respiración correcta, el sueño profundo y reparador,
el descanso oportuno, el ejercicio inteligente (el que procura el
auténtico *hatha-yoga*), se trata de incrementar las impresiones
mentales positivas, las emociones constructivas y el desarrollo
de la consciencia. El hatha-yogui considera importantísimo el
trabajo sobre el aliento vital, por lo que se hace difícil entender
que en muchas escuelas de yoga (y ni qué decir de los gimnasios en los que se imparte esta disciplina) se prescinda de los
ejercicios de *pranayama*, que, entre otras muchas funciones,
regulan los cinco elementos corporales, que son una réplica
de los del Universo. En cuanto a las denominadas impresiones
mentales positivas, esas hay que atenderlas como si se tratara
de un alimento mental y emocional, evitando aquellas que son
tóxicas o insanas. El equilibro o cualidad sátvica se busca tanto
para el cuerpo físico, como para el energético y el psicomental.

En la medida en que se controla *prana*, se domina la mente
y viceversa. El hatha-yogui también está en la búsqueda de
una mente más armónica, estable y concentrada. La ejecución
sistemática del *pranayama*, *mudras* y *bandhas* tiene por objeto activar y canalizar la esencia nutritiva y, según algunos
hatha-yoguis, también de estimular los puntos vitales o *mar-*

mans. Una vez más, el fortalecimiento del cuerpo, e incluso las técnicas que se usan para detener el envejecimiento prematuro (*kayakalpa*), tienen por objeto estimular una vitalidad superior creativa llamada *ojas* o energía espiritual para evitar que el cuerpo se convierta en un obstáculo en la larga marcha de la autorrealización. El yogui no regatea esfuerzos en cuanto a poder seguir avanzando en el viaje interior hacia su centro existencial. La esencia nutritiva se conoce con el término de *rasa* y son muchas las prácticas yóguicas que pretenden que esta permanezca en perfecto estado. No hay nada de crédulo o supersticioso en ello. Simplemente debemos referirnos de alguna manera al trabajo sobre la fuerza vital que asiste a la persona, en mayor o menor grado, a lo largo de la vida, y que no solo es, ni mucho menos, energía somática, sino muy especialmente mental y espiritual. Se trata del poder interior, aquel sobre el que Babaji Sibananda me advertía para que lo valorase y custodiase con el fin de tener la suficiente voluntad de perseguir mis ideales yóguicos y tratar de cumplirlos en lo posible, puesto que, a la postre, eran el sentido de la vida. Hay, por ejemplo, prácticas de *pranayama* que inciden sobre los campos de energía más toscos y más sutiles, y como para el yoga los pensamientos y las emociones también son energía o sustancia, se considera que poder alcanzar estados de máxima quietud y recogimiento, o sea, de no pensamiento (*unmani*) es también un modo de revitalización, pues ciertamente el pensamiento incontrolado malgasta mucha energía. Así, me gusta recordar en mis clases que, si bien dijo Descartes «pienso, luego existo», de acuerdo al yoga «cuando no pienso existo mucho más». Al lograr cierta detención de los torbellinos mentales (que también a ello favorecen las técnicas del verdadero *hatha-yoga*), se consigue un estado mental de pureza (sátvico) en el que hay un importantísimo drenaje de los residuos o impregnaciones del subconsciente. Yo no menosprecio en absoluto, pero en absoluto, la psicología occidental, sobre todo las ramas humanistas y menos sometidas a soporíferas estadísticas que quieren «leer» y etiquetar el alma, pero no podemos obviar que la psicología del yoga cuenta con miles de años de antigüedad, lo que conduciría a la razonable conclusión de que aquella se encuentra en pañales al lado de esta. Pero, asimismo (y no quiero que esto pueda pasarse por alto, toda vez que llevo haciendo *hatha-yoga* sesenta años, además de psicoanalizarme con un soberbio psicoanalista, tanto cual paciente como por entrenamiento personal), las prácticas hatha-yóguicas también ayudan, bien ejecutadas, a la reintegración de la psique. Cuando uno es capaz de estimular y regular su vitalidad, incluso los diez órganos sensoriales (los sentidos y los motores) operan más armónicamente. Yo lo he comprobado en sobradas ocasiones. Así que, en la medida de lo posible, lo idóneo es desplegar un triple control: sobre el cuerpo, las energías y la mente, favoreciendo así la organización psicosomática, colaborando un poco con la misma, sin falsas expectativas, pues al final, este cuerpo que nos da la vida es también el que nos la quita.

Asana

El término, que encontramos por primera vez en la *Shvetashvatara Upanishad* y de manera repetida en la *Trikhibrahmana*, adquiere mucha extensión y predicamento en los textos clásicos de *hatha-yoga*. Patanjali se refiere a esta técnica en sus *Yogasutras*, pero indicándola como procedimiento para la meditación y la inhibición de las modificaciones mentales. Ya en sellos de las excavaciones llevadas a cabo en Mohenjo-Daro encontramos a la divinidad adoptando una *asana* de meditación, sin embargo, las *asanas* como posturas psicofísicas para el trabajo consciente sobre el cuerpo, la armonización y reorientación de energías son relativamente recientes en comparación con los orígenes de los yogas tradicionales, pues estas técnicas no tienen más de cuatro o cinco siglos. Aunque la *Trikhibrahmana* hace asidua referencia a las *asanas*, donde se despliega toda la información, aunque a veces tan difusa como confusa, plagada de magia, exageraciones y metáforas, es en los tres textos básicos de *hatha-yoga* por excelencia donde encontramos todo lo relativo a ellas: *Hatha Yoga Pradipika*, *Shiva Samhita* y *Gheranda Samhita*.

Las *asanas* son posturas corporales que, atendiendo a unos requisitos específicos, influyen benéficamente sobre el cuerpo y sus funciones, así como sobre el cuerpo sutil o energético y sobre la mente. Son como siluetas que adopta y mantiene el cuerpo para imprimir estados de ánimo especiales, combatir las fluctuaciones mentales e introspectarse.

Aunque la *Gheranda Samhita* nos dice que «hay 8.400 *asanas*, y las posturas son tantas en número como hay criaturas en el Universo», lo cierto es que las realmente básicas o fundamentales no pasan de una veintena, y hay que distinguir entre las *asanas* propias de la meditación y las *asanas* psicofisiológicas.

En otras de mis obras he recogido una considerable cantidad de *asanas*, que han sido descritas con detalle, refiriendo sus efectos. Se trata de *Yoga: el método Ramiro Calle*. Pero en el presente libro quiero incluir las que son realmente importantes y que aprendí de varios mentores hindúes ya en 1960 y posteriormente en mis viajes a la India. Asimismo, explicaré cómo debe organizarse una sesión para que resulte lo más benéfica posible, pero antes merece la pena extenderse un poco más sobre las *asanas* o esquemas corporales y sus requisitos, lo cual haré de acuerdo al auténtico yoga clásico. Son una técnica básica del *hatha-yoga* y exigen un triple control: 1) sobre el cuerpo físico, mediante movimientos lentos y conscientes al hacer y deshacer la *asana* y mediante el mantenimiento estático de la misma; 2) sobre el cuerpo energético, mediante una respiración regular, y 3) sobre la mente, mediante la estrecha y lúcida toma de consciencia de todo movimiento, toda sensación, toda impresión corporal, con la atención fijada en el propio esquema corporal o una zona concreta del mismo.

Las *asanas* de meditación son utilizadas por las diferentes clases de yoga, pero las restantes son empleadas por el *hatha-yoga*. Hay *asanas* de inversión, de torsión, de flexión lateral, de flexión hacia delante, de flexión hacia detrás, de equilibrio, de acción sobre todo el cuerpo, de acción abdominal… Todas ellas se complementan entre sí y alcanzan todas las zonas corpóreas. Las *asanas* nos hacen asumir posturas que de otra forma jamás adoptaríamos. Así, todo el cuerpo puede ser reactivado, evitando el envejecimiento prematuro y la rigidez.

Cuando la *asana* es mantenida adquiere toda su eficacia y poder. En el *hatha-yoga* se valora excepcionalmente la postura estática y la inmovilidad del cuerpo, e incluso si se hacen series o frecuencias, las posturas siempre se mantienen. Algunos efectos muy positivos de la *asana* mantenida son:

- El estiramiento neuromuscular resulta más consistente y eficiente.
- El masaje en órganos, vísceras y glándulas es más profundo y benéfico.
- Se evita el estrés innecesario.
- Se experimenta mucho mejor la propia corporeidad y se calibra mejor hasta dónde llegar con la postura.
- Se beneficia la unidad psicosomática y su coordinación.
- Se pacifican las emociones y se seda el sistema nervioso.
- La introspección se facilita.

Mediante las *asanas* se corrigen trastornos de la columna vertebral, pues esta se endereza, se flexibiliza y se mantiene en un estado de buena salud. Se regulan y controlan las energías, se estabiliza la acción cardiaca y se perfecciona el sistema circulatorio, toda vez que las *asanas* aportan sangre a distintas zonas del cuerpo. Se mejora el aparato respiratorio. Hay *asanas* para prevenir diversos trastornos físicos y psicosomáticos; *asanas* para aquietar la mente y sedar el sistema nervioso; *asanas* para desarrollar armónicamente el cuerpo, pacificar las emociones y bajar el umbral de la ansiedad; *asanas* para influir positivamente sobre el sistema endocrino. Cada una de ellas ejerce determinados efectos sobre el organismo, la mente o el sistema de energías. Toda *asana* favorece el autodominio y disciplina el carácter, activa la atención mental e introvierte la mente. Asimismo, toda *asana* tiende a estabilizar la mente, a despertar estados de consciencia unificada y a crear un sentimiento de recogimiento. La *asana* mantenida, que adquiere casi toda su eficacia somático-energética-mental, fortalece la voluntad, adiestra en la paciencia, facilita una estrechísima conexión cuerpo y mente. En suma, es un esquema o silueta para intensificar la consciencia a través del cuerpo.

Las *asanas* básicas y fundamentales del *hatha-yoga* son:

Postura de la cobra

Extiéndase en el suelo, boca abajo, con las piernas juntas y estiradas, y los brazos a ambos lados del cuerpo. Eleve lentamente el tronco hasta donde pueda, con ayuda de los músculos abdominales y los dorsales, y coloque las palmas de las manos en el suelo, aproximadamente en línea con los hombros. Flexione el tronco hacia atrás tanto como pueda, pero evitando que el

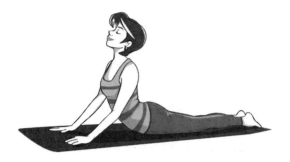

abdomen se separe del suelo. Los brazos permanecen flexionados y la cabeza puede quedar recta o inclinarse hacia atrás. Mantenga la postura treinta segundos y ejecútela tres veces.

Postura del saltamontes

Boca abajo, extiéndase en el suelo, con los brazos a ambos lados del cuerpo. Fijando la barbilla en el suelo, introduzca las manos debajo de los respectivos muslos, con las palmas hacia arriba. Presione muy vigorosamente las manos y los brazos

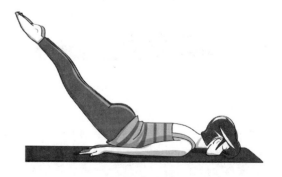

contra el suelo y eleve, tanto como pueda, las piernas en el aire, juntas y estiradas. Mantenga la postura veinte segundos y deshágala. Se deberá efectuar tres veces.

Postura del arco

Extiéndase boca abajo en el suelo. Flexione las piernas y agarre con consistencia los tobillos con las manos respectivas. Manteniendo los brazos completamente estirados, arqueé el cuerpo tanto como le sea posible, impulsando las piernas hacia atrás y permitiendo que todo el peso del cuerpo quede sobre el abdomen. Las piernas pueden estar juntas o ligeramente separadas y la cabeza debe echarse hacia detrás. Se mantiene la postura veinte segundos y se ejecuta tres veces.

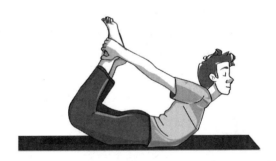

Postura de la torsión

Siéntese en el suelo con las piernas juntas y estiradas. Doble la pierna derecha y, pasándola por encima de la pierna izquierda, coloque el pie junto a la cara externa del muslo izquierdo, tan arriba como le resulte posible. El pie debe permanecer paralelo al muslo y la planta del pie contra el suelo. El muslo quedará junto al estómago. A continuación, ladee el tronco a la derecha y coja la pierna con el brazo izquierdo, que pasará por encima de ella. La mano agarrará la pierna flexionada, como se ilustra en el dibujo correspondiente.

La cara queda vuelta hacia atrás y el brazo derecho quedará detrás del tronco, con la palma de la mano apoyada en el suelo. Mantenga la postura cuarenta y cinco segundos y repítala por el otro lado. Se hará dos veces por cada lado.

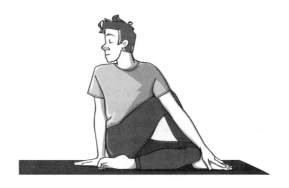

Postura de la pinza

Siéntese en el suelo con las piernas juntas y estiradas. Incline lentamente el tronco hacia delante tanto como pueda, sin doblar las piernas, y coloque las manos en las plantas de los pies o en los tobillos, aproximando la cara y el tronco tanto como le sea posible a las piernas. Los brazos quedan flexionados y los antebrazos se llevan tan cerca como se pueda del suelo, a ambos lados del cuerpo. Se mantiene la posición un minuto y se hace dos o tres veces.

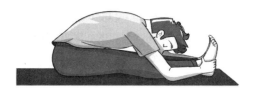

Postura de extensión sobre la pierna

Siéntese en el suelo con las piernas juntas y estiradas. Flexione la pierna izquierda hacia adentro y coloque la planta del pie izquierdo junto a la zona superior de la cara interna del muslo derecho, de modo que el talón permanezca junto a la ingle. Incline lentamente el tronco hacia la pierna derecha, manteniéndola bien estirada, aproxime la cara tanto como pueda a la pierna y agarre el pie derecho o el tobillo. Aproxime los ante-

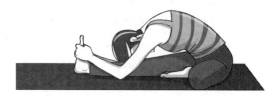

brazos al suelo, a ambos lados del cuerpo, todo lo posible, de manera que el pecho quede tan próximo como pueda a la pierna estirada. Regule la respiración, mantenga la postura cuarenta y cinco segundos y hágala por el otro lado. Se ejecuta dos veces por cada lado.

Postura de la media cobra

Colóquese de rodillas, con el tronco y la cabeza erguidos. Adelante la pierna derecha, colocando con firmeza la planta del pie sobre el suelo, de manera tal que entre el muslo y la pierna se forme un ángulo recto. Flexione tanto como pueda

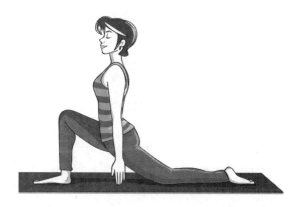

la pierna derecha, con el tronco erguido, y estire hacia atrás la pierna izquierda. Los brazos permanecen perpendiculares al suelo y la cara mirando la frente. Se mantiene la posición de cuarenta y cinco a sesenta segundos y se hace por el otro lado. Se puede ejecutar dos veces por cada lado.

Postura de la vela

Extiéndase en el suelo sobre la espalda, con los brazos a ambos lados del cuerpo y las piernas juntas. Presione las palmas de las manos contra el suelo y, sirviéndose de ellas y de los brazos, eleve las piernas y el tronco en el aire, desplazando todo el peso del cuerpo hacia los hombros y tratando de mantenerlo

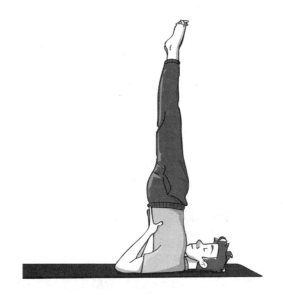

erguido, para luego flexionar los brazos y colocar las manos en la espalda. La barbilla queda presionada contra la raíz del pecho. Se mantiene la postura de uno a tres minutos, y para deshacerla se procede a la inversa. Se ejecuta una sola vez.

Postura de la pinza de pie

Colóquese de pie, con las piernas juntas y los brazos a ambos lados del cuerpo. Incline lentamente el tronco hacia delante y deposite las manos en los talones o en los tobillos, aproximando la cara y el tronco tanto como pueda hacia las piernas, manteniéndolas estiradas. Los brazos, flexionados, quedan a ambos lados de las piernas. Mantenga la postura cuarenta y cinco segundos y hágala dos o tres veces.

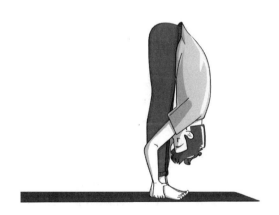

Postura del triángulo semilateral

De pie, con las piernas juntas y los brazos a ambos lados del cuerpo, separe considerablemente las piernas y coloque los brazos en cruz, con las palmas de las manos hacia abajo. Incline lentamente el tronco hacia la derecha, de manera lateral y hasta donde le sea posible. Luego, desvíelo ligeramente hacia delante, hasta llegar con la mano derecha al pie derecho. Ambas piernas y ambos brazos permanecen estirados y la cara vuelta hacia arriba. Mantenga la posición durante cuarenta segundos y hágala por el otro lado. Se efectúa dos veces por cada lado.

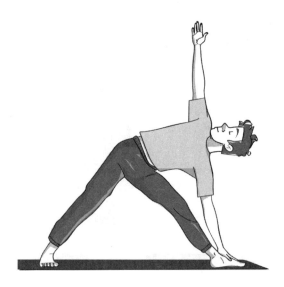

Postura de la media luna

De pie, con las piernas juntas y estiradas y los brazos a lo largo del cuerpo, separe las piernas y eleve los brazos en el aire, por encima de la cabeza, entrelazando las manos. Incline tanto como pueda el tronco hacia la izquierda, de manera lateral, y mantenga la postura cuarenta segundos, para luego realizarla por el otro lado. Se efectúa dos veces por cada lado.

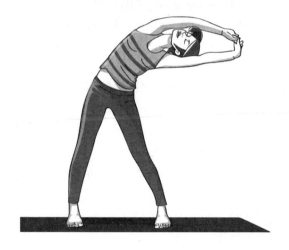

Es muy importante, insisto en ello, conectar todo lo posible la mente con el cuerpo y convertir la *asana* en una meditación a través del organismo. No se trata de adaptarse a la postura, sino, de manera especial, de adaptar la postura a uno mismo de acuerdo a las propias características físicas y el nivel de preparación. Cada *asana* se puede repetir dos, tres o más veces. Las de inversión suelen hacerse una sola vez e ir prolongando el tiempo de mantenimiento.

Las *asanas* son designadas con nombres de plantas, héroes, yoguis, animales, magos, sabios y divinidades.

Una sesión de *hatha-yoga* puede constar de:

- Ejercicios de calentamiento (10 minutos).
- Sesión de *asanas* (30 minutos).
- *Pranayama* (10 minutos).
- *Savasana* (10 minutos).
- Pueden también incorporarse *mudras* y *bandhas*.

En mi web (www.ramirocalle.com) aparecen tablas de *asanas* para cada día de la semana.

Si se hace la *asana* con la actitud correcta, se desarrolla paciencia, interiorización, equilibrio, calma mental, resistencia pasiva, ecuanimidad y atención al momento presente.

Pranayama

Prana es el principio vital universal que todo lo impregna y compenetra, que hace posible toda vida, que se encuentra en todos los seres animados. Es el propulsor de todo movimiento, la energía dinámica que hace posible la electricidad, el calor y la luz. Conforma, con el éter (*akasha*), todo el Universo. Es emanación del principio universal y en el ser humano fluye a través de todos los canales energéticos (*nadis*), alimentando el organismo y el cuerpo, estimulando y regulando todas las funciones, formando el aliento vital (*vayu*) y produciendo la dinámica sensorial y motora. Todo movimiento en el organismo, hasta el más insignificante en apariencia, es debido a *prana*. Gracias al mismo late el corazón, se mueven los intestinos, fluye la sangre por las arterias. *Prana* tonifica todos los compuestos del organismo: huesos, músculos, nervios, plexos, etc. *Prana* hace también posible los pensamientos y las emociones.

El control sobre *prana* permite el control sobre la mente. Regulando el *prana* se regula el órgano psicomental. Cuando permanece equilibrado, la persona está sana, pero una ruptura del equilibrio de *prana* provoca el desorden. Numerosas técnicas del *hatha-yoga* tienden a regular, aprovechar al máximo, compensar y armonizarlo. La misma fuerza que rige el universo está en el ser humano (un universo en miniatura) y la persona tiene que servirse de esa fuerza, canalizarla, incrementarla. Podemos convertirnos en grandes baterías de energía, en importantes acumuladores energéticos. Mediante el descanso profundo, el sueño reparador, el control y perfeccionamiento respiratorio, la dieta pura, la relajación consciente, el descanso oportuno, la práctica del *hatha-yoga* y el cultivo de pensamientos sanos y emociones positivas, incrementamos considerablemente nuestros caudales energéticos. Aunque el ser humano tiene mucha energía, esta no es inagotable y hay que cuidarla y saber administrarla.

De acuerdo a la fisiología sutil del *hatha-yoga*, en la persona se combinan energías positivas y negativas. Por la fosa nasal izquierda penetra la energía negativa y, por la derecha, la positiva. Desde el mediodía hasta la medianoche, *prana* fluye por los vasos sanguíneos, y de medianoche a mediodía, por los nervios. Todo el cuerpo, pues, permanece abastecido de energía. El dominio de *prana* hace posible el de la energía *kundalini* (*udagata*). La energía *kundalini* o fuerza cósmica está depositada en un centro raíz de la espina dorsal. Es energía estática, en tanto que *prana* es dinámico. Los yoguis tántricos (y el *hatha-yoga* es un yoga tantrizado) trabajan para armonizar el *prana* y para despertar esa simiente de iluminación y autorrealización que es *kundalini*, aletargada en el ser humano corriente.

El *pranayama* es una de las técnicas primordiales del *hathayoga*. Es el control, regulación y aprovechamiento de la energía a través de la respiración consciente y autodirigida.

Por lo general, el ser humano respira deficientemente: arrítmicamente, de forma superficial, irregularmente y, a veces, por la boca. Las técnicas respiratorias del yoga exigen un control directo sobre la respiración, una lúcida toma de consciencia de la misma, siguiendo unos ritmos determinados. Según el yoga, la persona sana respirará cada dos horas por una fosa nasal, de manera automática, regulando adecuadamente las energías positivas y negativas del organismo, y equilibrando las funciones catabólica y anabólica, y la temperatura y la presión arterial.

El *pranayama* tiende a provocar un estrecho control del *prana*. Indica el *Hatha Yoga Pradipika*:

> Tal como domamos leones, elefantes y tigres gradualmente, así debemos controlar el *prana*. De lo contario él matará al practicante.

La mayoría de las técnicas del *pranayama*, excepto un par de ellas, constan de tres tiempos o fases. La *Khurita Upanishad* comenzó por hacer referencia a ellas y son: inhalación (*puraka*), retención (*kumbhaka*) y exhalación (*rechaka*). El *kumbhaka* o retención del aire puede ser a pulmón lleno (*antar kumbhaka*) o vacío (*bahya kumbhaka*). *Kumbhaka* puede traducirse por «jarro» u «olla», ya que, durante esta fase de retención a pulmón lleno, el tórax es como un jarro u olla que mantiene el aire. A través de la inhalación se toma *prana*, que se distribuye por todos los centros energéticos durante la retención y se eliminan residuos sobrantes sobre la exhalación.

La práctica del *kumbhaka* ayuda a interiorizar la mente, permite la unificación de la consciencia, seda el sistema nervioso, intensifica la atención mental, colabora en la inhibición de los procesos mentales, mejora la calidad de concentración, aumenta el aprovechamiento de energía, estimula la energía *kundalini* y tonifica las fibras eferentes del nervio vago.

Mediante la práctica del *pranayama* se armonizan tres principios llamados *vayu* (energía, aire), *kapha* (función linfática) y *pitta* (temperatura), que son denominados doshas.

Los yoguis descubrieron muy pronto la estrecha relación que existe entre la respiración y los estados de la mente. El mero hecho de regular la respiración, hacerla lenta y pausada, calma la mente y el cuerpo. Los yoguis comenzaron a servirse de las técnicas de *pranayama* no solamente para lograr un mayor bienestar físico y aumentar la capacidad de resistencia del cuerpo, sino también para obtener un perfecto equilibrio psicosomático y, sobre todo, para desencadenar y penetrar diversos estados mentales con el fin de escalar a niveles superiores de consciencia y ascender y descender por los estratos mentales. Así pues, si por un lado el adiestramiento del *pranayama* armoniza todas las funciones fisiológicas, por otro, se utiliza como inductor para adquirir estados mentales superiores y como propulsor hacia experiencias samádhicas. El *pranayama* refuerza la concentración. De ahí las palabras de Bhoja:

> Porque todas las funciones de los órganos están acompañadas por la respiración –y porque existe una conexión entre la respiración y la consciencia en sus funciones respectivas–, cuando se hallen suspendidas todas las funciones de los órganos, la respiración lleva a cabo la concentración de la consciencia en un solo objeto.

Mediante su propia constatación, los yoguis descubrieron que el control respiratorio apacigua el contenido mental, que diversos ejercicios de *pranayama* serenan el sistema nervioso. Hay técnicas de *pranayama* que, al provocar una retención de anhídrido carbónico, desencadenan una intencionada acidosis metabólica que origina una sedación del sistema nervioso. Una ralentización del ritmo respiratorio es un bálsamo psicofisiológico, y más para personas tensas y descontroladas, que respiran de manera espasmódica, superficial e irregular.

El yogui ha buscado siempre sobrepasar su condición humana y de ahí su insistencia en perfeccionarse, realizarse y superar sus limitaciones. La concientización de la respiración y su precisa regulación es otra manera de oponerse a los automatismos y a la mecanicidad, otra forma de sustraerse a las influencias condicionantes del propio subconsciente, una técnica más de persuasión psicomental. Se subyuga el yo-físico como medio para dominar el yo-mental. La retención del aliento sitúa la mente más allá de los pares de opuestos, la concentra en la infinitud, estabiliza la corriente psicomental, neutraliza la dinámica sensorial y agudiza la introspección.

La unidad-medida del *pranayama* se llama *matra*. Lo más cómodo para el occidental es simplemente contar, aunque los yoguis utilizan diversos métodos de unidad-medida, como el propio pulso, los latidos del corazón o un procedimiento que consiste en rodear con la mano la rodilla y chascar los dedos. Según su duración, el *pranayama* se considera suave, medio o intenso. El *pranayama* puede ser de 12 *matras* para la inhalación, o de 24 o de 32. Una fórmula habitual en el *pranayama* es la consistente en cuadruplicar el tiempo de inspiración para el *kumbhaka* o retención y duplicarlo para el rechaka o exhalación. Así, por ejemplo: 6-24-12.

Las técnicas de *pranayama* son muy numerosas. Voy a exponer aquí cinco de ellas muy clásicas y benéficas. Sin embargo, en mi libro *Yoga: el método Ramiro Calle* presento muchas más.

Respiración rítmica

Se puede ejecutar acostado sobre la espalda o sentado. Consiste en lo siguiente:

Inhale lentamente por la nariz y dirija el aire al estómago; continúe inhalando sin interrupción y llévelo a la zona media del pecho; prosiga inhalando ininterrumpidamente y diríjalo a la zona más alta del tórax. Retenga el aire durante siete segundos. Exhale lentamente por la nariz en el mismo tiempo que demoró en inhalar y efectúe una retención a pulmón vacío de siete segundos.

Puede efectuar el ejercicio una docena de veces.

Esta respiración pacifica las emociones, regula el pulso y la presión arterial, interioriza y concentra la mente, proporciona descanso en profundidad y tranquiliza en general.

Respiración alternada

Tradicionalmente, para clausurar las fosas nasales se utilizan los dedos pulgar (para la fosa nasal derecha) y meñique y anular (para la fosa nasal izquierda), pero es más cómoda la utilización del pulgar y el índice, para tapar, respectivamente, la fosa nasal derecha y la izquierda. Se procede de la siguiente manera:

Clausure la fosa nasal derecha e inhale lenta y profundamente por la izquierda dirigiendo el aire al tórax hasta llenar los pulmones.

Clausure la fosa nasal izquierda y exhale lentamente por la derecha.

Clausure la fosa nasal izquierda e inhale por la derecha.

Clausure la fosa nasal derecha y exhale por la izquierda.

Nunca se equivocará si tiene en cuenta que siempre se toma el aire por la fosa que se exhaló y se inspira por la contraria.

Cuando se tiene la suficiente práctica se incorpora el tiempo de retención. Esta respiración exige que no se expanda el estómago y esté moderadamente controlado. Con la práctica necesaria se cuadruplica el tiempo de la inhalación para la retención y se duplica el de la inhalación para la exhalación.

Muchos maestros reputados de yoga consideran que este es uno de los mejores ejercicios de *pranayama*, con muchos efectos positivos tanto para el cuerpo como para las energías y el órgano psicomental. Tiene un gran poder para purificar tanto el cuerpo físico como el sutil, armoniza los hemisferios cerebrales, introvierte y sosiega.

Se pueden realizar diez o doce ciclos, o incluso más, pero sin forzar.

Respiración *ujjayi*

Significa «victoriosa» o «superior», y es una respiración muy importante que consiste en lo siguiente:

Adopte una postura de meditación y fije el mentón en la raíz del tórax o en la hendidura yugular, cerrando así parcialmente la glotis con el *jalandhara-bandha*. Inspire lentamente por ambas fosas nasales, sintiendo el aire chocando en la garganta, y hasta llenar por completo los pulmones, lo que provocará que el tórax se dilate visiblemente y las paredes abdominales entren. Efectúe la retención del aire según su propia capacidad y después expulse el aire por la fosa nasal izquierda tapando la narina derecha, en el doble de tiempo que utilizó para la inhalación.

Se pueden llevar a cabo de quince a veinticinco ciclos, pero evitando cualquier esfuerzo.

Esta técnica de *pranayama* fortalece los tejidos pulmonares, tonifica los músculos cardiacos, dota de calor y resistencia al organismo, facilita la unificación de la consciencia, mejora la dinámica cerebral, favorece la inhibición de los pensamientos y estabiliza el sistema endocrino.

Respiración solar

Clausurando la fosa nasal izquierda, se toma el aire lentamente por la fosa nasal derecha hasta llenar por completo los pulmones. Se ejecuta la retención del aire, se tapa la narina derecha y se exhala por la fosa nasal izquierda en el doble de tiempo que se inhaló. Se pueden realizar quince o veinte respiraciones de este tipo, que ayuda a desarrollar el volumen pulmonar, energizar y procurar vitalidad.

Respiración fuelle (*bhastrika*)

No deben realizarlo las personas débiles o ancianas sin previa práctica de *pranayama*, pero se considera una técnica sumamente beneficiosa.

Adopte una postura estable de meditación y tras una inspiración y una exhalación normales, inspire y expulse el aire sucesivas veces de forma rápida y forzando la exhalación. El aire entra y sale del estómago, así que este se dilata y vuelve a su posición inicial sucesivamente, de forma rápida. Tanto la inhalación como la exhalación son muy activas y poco profundas. Los músculos abdominales se contraen y se relajan de manera alternativa.

Finalizado el *bhastrika*, se procede a hacer una o varias respiraciones completas o incluso alternadas. Eso concluye un ciclo como tal. El número de inhalaciones y exhalaciones depende de la capacidad del practicante, pero no se debe forzar.

Se puede comenzar por hacer ocho a diez inhalaciones y exhalaciones por ciclo, pudiendo luego aumentarse muchas más con el entrenamiento adecuado.

Se trata de una técnica altamente energizante. El *bhastrika* también fortalece los tejidos pulmonares, los músculos del abdomen y del pecho y las vías respiratorias.

Los tantra-yoguis y kundalini-yoguis consideran que este es un método extraordinario para purificar los *nadis* y estimular la energía *kundalini*, a la par que activar el funcionamiento del *prana*.

Según los antiguos yoguis, el *pranayama* purifica todo el cuerpo, los nervios, órganos y conductos energéticos, afinando al máximo el sistema nervioso. Se equilibra el flujo de *prana* y además se acumula, favoreciendo la salud en general. Los principios vitales y los elementos (tierra, agua, fuego, aire y éter) se regulan y equilibran, pues el ser humano es un universo en miniatura (microuniverso) o una réplica del Cosmos. Se va conquistando tanto el poder interior (*virya*) como la ecuanimidad y la vitalidad, pero sobre todo se adquiere un mayor dominio mental y la capacidad de suprimir los pensamientos indeseados. Las diferentes categorías de *prana* (que rigen el cuerpo y sus funciones) se armonizan y las fuerzas creativas se activan. El desequilibrio de los *pranas* o de los elementos provoca desórdenes psicosomáticos. El yogui valora extraordinariamente el control sobre las energías y el modo más directo de hacerlo es mediante el dominio de los distintos *pranayamas*. El denominado por los yoguis «saco de la vida» tiene mucho que ver con la vitalidad, y por eso el yogui aprende a obtener un máximo aprovechamiento de su *prana*, a incrementarlo y administrarlo sabiamente. Sin *prana* no podríamos ni dar un suspiro. Los denominados *doshas* o principios orgánicos (conocidos como *vayu*, *pitta* y *kappa*) son también equilibrados mediante el *pranayama*.

El *pranayama* ayuda a combatir el sueño, el cansancio y el hambre. No es, desde luego, una panacea, pero el control de la respiración permite otros controles psicosomáticos y psíquicos de notable interés. Sin embargo, dada la obsesión actual por manejar innumerables y exóticas posturas de yoga (*asanas*) y jugar a ser un contorsionista de segunda y robustecer el ego, la mayoría de los practicantes (sobre todo los yoguistas, a los que solo interesa el yoga como calistenia) no tienen el menor interés, pero ni el menor, en la práctica del *pranayama*, cuando el mismo forma parte esencial del auténtico *hatha-yoga*.

Del *pranayama* al *pratyahara*

Todos los ejercicios de control consciente de la respiración favorecen enormemente la introspección, sobre todo aquellos en los que, gradualmente, se puede prolongar la retención del aire a pulmón lleno. En mi libro *El arte de respirar*, recojo al respecto comentarios de profesores de yoga con gran experiencia, que destacan la forma en la que el *pranayama* favorece el *pratyahara* o desconexión de los órganos sensoriales para poder silenciar la mente e interiorizarse. También las técnicas de *pranayama* inciden muy directamente sobre el órgano psicomental y ayudan a dominarlo. Sucintamente destaco algunos de los comentarios.

Dharma Mitra: «Por supuesto que el *pratyahara* es el resultado del *pranayama*».

Víctor Martínez Flores: «La regulación de esa energía llamada *prana*, y sobre todo su pausa, es la clave para el *pratyahara*, la focalización».

Surinder Singh: «Cuando ponemos la intención correcta durante la práctica del *pranayama*, esta nos ayuda a llegar a lo más profundo de nuestro interior. *Pranayama* y *pratyahara* tienen una estrecha relación. En mi experiencia, el *pranayama* realiza el esfuerzo y el *pratyahara* es el resultado del *pranayama*».

Gustavo Plaza: «El *pranayama* es el método superior por excelencia en el *hatha-yoga*, la técnica más poderosa y efectiva para el despertar interior. Y aun cuando existen cientos de métodos de *pranayama*, su finalidad real será el *pratyahara* o absorción de los sentidos».

Mudras y bandhas

Los *mudras* y *bandhas* son un conjunto de técnicas de control fisiológico que tienden a estimular diversas funciones del organismo, dominando diversos grupos musculares para obtener un máximo de aprovechamiento de las energías.

Hay numerosos *mudras* y *bandhas* y algunos exigen un prologando y tenaz entrenamiento y la supervisión de un experimentado maestro, como es el caso del *vajroli-mudra* o el *khechari-mudra*. Algunas de estas técnicas han sido celosamente guardadas e incluso en los textos la descripción es intencionadamente pobre y oscura, para que el discípulo recurra a las instrucciones directas del maestro. El *vajroli-mudra* tiene por objeto el aprovechamiento de la energía sexual para transformarla en *Ojas Shakti* o energía espiritual, y así rescatar (metafóricamente hablando) la luz del esperma o los fluidos vaginales. El *khechari-mudra* tiene por objeto regular y sincronizar las energías positivas y negativas, y llevar la mente a un estado de total ensimismamiento y vacuidad.

Mediante la práctica del *vajroli-mudra*, el individuo controla tan perfectamente su epidídimo que puede llegar al orgasmo sin eyacular. Mediante la del *khechari-mudra* (que exige cortar el frenillo de la lengua), el practicante lleva la lengua hacia atrás y con ella tapona la salida de los agujeros nasales a la boca. Así, entra en un estado mental de inconmovible absorción. Ambas técnicas requieren el aprendizaje directo con un mentor especializado en estos *mudras*.

De acuerdo al mapa energético del *hatha-yoga*, hay veintiún puntos vitales, aunque otros maestros dicen que son dieciséis. Con las *asanas*, los *mudras* y los *bandhas* se activan estos puntos vitales, se facilita el flujo energético y se equilibra el cuerpo y la mente.

Muy asociados con el *pranayama* están dos *mudras* conocidos como *jalandhara-bandha* y *mula-bandha*, que se aplican de manera especial durante la retención del aliento. El primero de ellos consiste en una acentuada contracción de la garganta y fijación de la barbilla contra la raíz del tórax o hendidura yugular para cerrar parcialmente la glotis y regular estrechamente la respiración o evitar el escape del aire durante la retención; el segundo consiste en una intensa contracción de los esfínteres anales. Pero, además, muchos *mudras* y *bandhas* trabajan sobre el *prana* y sus maneras diversas de manifestarse.

Un *bandha* o llave neuromuscular muy importante es el *uddiyana-bandha*. Exige el control de los músculos abdominales y ejerce un saludable masaje sobre los órganos de esta zona. Consiste en plegar las paredes abdominales tanto como se pueda en dirección a la columna vertebral. Para ello uno se pone en semicuclillas y apoya con firmeza las manos sobre los muslos. Tras expulsar el aire, se contraen todo lo que se pueda los músculos abdominales y se mantiene la contracción hasta que haya que inhalar. Se puede hacer varias veces. Este es el *uddiyana-bandha* estático. El dinámico consiste en, durante la retención del aire a pulmón vacío, contraer y distender las paredes abdominales el tiempo que se pueda. La realización conjunta del *jalandhara-bandha* (llave del mentón), el *uddi-yana-bandha* (llave abdominal) y el *mula-bandha* (llave del recto) recibe el nombre de *bandha-traya* o los tres *bandhas*. En postura de meditación, se exhala por completo el aire de los pulmones y se aplican los tres *bandhas* durante unos segundos (de acuerdo a la capacidad pulmonar). A continuación, se descansa unas cuantas respiraciones y se vuelve a aplicar. Así se puede proceder quince o veinte veces. He practicado mucho el *bandha-traya*, y debo decir que es una técnica realmente magnífica, que procura poder psicosomático y vitalidad.

Hay *mudras* que tienen por objeto conducir la mente a un estado de máxima quietud o vacuidad. Describimos algunos de ellos:

Yoni-mudra

Se adopta una postura de meditación, se inhala lenta y profundamente por la nariz y se efectúa la retención del aire mientras se tapan los oídos con los dedos pulgares, los ojos con los índices, los orificios nasales con los medios, el labio superior con los anulares y el labio inferior con los meñiques. Se retrotrae la mente intentando vaciarla de todo contenido. Hay yoguis que ejecutan esta técnica combinándola con la concentración en algunos chakras o la visualización/audición de luces/sonidos internos.

Manduki-mudra

Se cierra la boca y se busca, con la punta de la lengua, una zona en el velo del paladar que al ser friccionada provoca un singular cosquilleo. Una vez localizada, se dirige allí la atención mental para percibir la sensación que se produce al frotarla, tratando de interiorizarse. Hay yoguis que realizan esta técnica concentrándose también en el entrecejo (chakra *Ajna*).

Shambhavi-mudra

En postura de meditación se efectúa una respiración pausada y se pierde la mirada en el vacío, a la par que se ignora cualquier construcción mental y se conduce la mente a la máxima quietud o vaciamiento.

Bhuchari-mudra

Adoptamos una *asana* de meditación y dirigimos la mirada a la punta de la nariz, sin parpadear. A continuación, tratamos de retrotraernos tanto como sea posible, conduciendo la mente a un estado de máxima quietud y ecuanimidad.

Agochari-mudra

Se estabiliza el cuerpo en una postura de meditación. Se tapan los oídos con tapones que impidan la audición exterior. Se regula la respiración hasta conseguir enorme equilibrio y control sobre la misma, en tanto que el cuerpo se relaja y la mente se retrotrae. Hay yoguis que llegan a una ralentización tal de la respiración que, de colocarles un espejo al lado de las aletas de la nariz, no lo empañarían.

Estos y otros *mudras* y *bandhas* se combinan con las diferentes técnicas del yoga y el adecuado control mental con el fin de conseguir un riguroso dominio sobre los cuerpos físico y energético. En mi obra *Yoga: el método Ramiro Calle*, dedicada en buena parte al *hatha-yoga*, se explican muchas de estas elaboradas técnicas que tienen por objeto una triple acción: sobre el cuerpo, la energía y la mente. Parte de los *mudras* y *bandhas* se practican independientemente, y otros en asociación con *asanas* o *pranayamas*. Por un lado, se perfecciona así la acción neuromuscular, controlando incluso músculos que pasaban desapercibidos. Por otro, se dirigen y orientan energías, facilitando estados de no-pensamiento.

Todo lo anterior nos permite comprobar una vez más hasta qué punto el auténtico *hatha-yoga* puede ser un yoga completo y transformativo si se practica adecuadamente, y cuán distante está del yoguismo, donde el practicante (yoguista no yogui) solo se interesa por las *asanas*, considerando esta disciplina como un procedimiento gimnástico y desprovisto de toda motivación de autorrealización.

Shatkarmas

Son técnicas de purificación e higiene que se clasifican en seis grupos:

a) *Dhauti*: limpieza da la boca, la garganta y el recto.
b) *Basti*: limpieza de los intestinos.
c) *Neti*: limpieza de las fosas nasales.
d) *Nauli*: purificación de los intestinos.
e) *Trataka*: limpieza de los globos oculares.
f) *Kapalabhati*: limpieza de los senos frontales.

Algunas de estas técnicas son muy fáciles de aplicar, pero otras son muy complejas y deben ser supervisadas por un maestro. Hay un modo de *dhauti*, por ejemplo, que consiste en ingerir una tela larga empapada con leche, que se mantiene unos minutos en el estómago y luego se extrae, y que tiene por objeto limpiar mucosidades e impurezas.

En una de sus variantes, el *neti* consiste en absorber agua por una fosa nasal para que esta salga por la otra y viceversa, pero también hay un procedimiento en el que se inserta un cordel por una fosa nasal y se extrae por la boca. Todas estas técnicas exigen un conocimiento experimental del propio cuerpo, pero resultan asombrosamente precisas. En mi caso, no mucho después de comenzar con mis prácticas yóguicas, realicé el *uddiyana-bandha* (llave del abdomen) hasta conseguir perfeccionarlo; lo mismo hice con el *nauli* o método para controlar y rotar los músculos abdominales, y así, con facilidad pude ejecutar el *basti*, un procedimiento que consiste en absorber agua por el recto para higienizar el colon.

El *trataka* requiere observar durante unos minutos un pequeño objeto, sin parpadear, hasta que los ojos lagrimean. Después se cierran los párpados y se rotan los ojos en una y otra dirección, como de arriba abajo y viceversa. Es una técnica tanto para la concentración mental como para favorecer la movilización de los globos oculares. La fijación de la mirada conduce a la fijación de la mente.

Por su parte, el *kapalabhati* es una técnica de respiración muy potente, que consiste en mover el abdomen hacia fuera y hacia dentro, en cierto modo similar al *bhastrika*, pero más suave, y donde la inhalación dura cuatro veces más que la exhalación, que se produce a modo de ráfaga.

La riqueza de enseñanzas y técnicas del *hatha-yoga* auténtico son impresionantes y requieren un considerable aprendizaje, además de mucha atención, destreza y prudencia. No es el objeto de esta obra ahondar demasiado en esto, pero, insisto, el lector interesado puede recurrir a mis obras *Yoga: el método Ramiro Calle*, *El poder del yoga*, *Yoga para todos* y *El gran libro del yoga*.

Acción terapéutica

Con respecto al alcance terapéutico de determinadas técnicas del *hatha-yoga*, es necesaria mucha prudencia. En realidad, solo alguien experto en yoga y medicina debería ejercer como yogoterapeuta. El yoga es una ciencia integral de la salud y como tal dispone de un nutrido arsenal de técnicas que pueden resultar preventivas y, combinadas con procedimientos técnicos, terapéuticas. En la India se realizan un buen número de investigaciones médico-yóguicas. Esto lo he comprobado en numerosos viajes a dicho país, donde he tenido ocasión de visitar distintos hospitales de yogoterapia. Sin embargo, los yoguis jamás concibieron las técnicas del yoga con esta orientación, si bien sí valoraban el bienestar del cuerpo como herramienta para desarrollar la consciencia y aproximarse a la Sabiduría. En mi libro *Principios de yogoterapia* presento las valiosas aportaciones de una veintena de médicos de diversas especialidades –de Occidente y de la India–. También, en dicha obra reseño las primeras investigaciones médico-yóguicas llevadas a cabo en nuestro país, donde yo mismo serví de sujeto de investigación.

En cualquier caso, es un muy grave error presentar el yoga, como hacen algunos autores, como una panacea o un método infalible para rejuvenecer, estar siempre sano y joven o evitar la inexorable degradación del organismo. Ese apego al cuerpo contradice totalmente la concepción que el yoga tiene al respecto.

11. *Mantra-yoga*

El yoga se propone brindarnos toda suerte de métodos y técnicas para completar la evolución consciente, superar las limitaciones ordinarias y los condicionamientos de la mente común y obtener una manera diferente de ver y vivir. Para eso el *mantra-yoga* también se pone a nuestra disposición y nos muestra fórmulas místico-esotéricas para dejar semillas que impregnen el inconsciente de espiritualidad o que ayuden a transformar las negatividades en tendencias sanas, para que colaboren en la interiorización y la suspensión del pensamiento mecánico. Por eso, se ha dicho que le *mantra* es «la llave de la mente». Ahora bien, hay personas que se sienten muy inclinadas al mismo y otras que no lo experimentan así en absoluto o que incluso, debido a su naturaleza mental, lo rechazan.

Un *mantra* puede repetirse infinidad de veces. En la *Shiva Samhita* podemos leer: «Con una repetición de diez millones el gran yogui queda absorto en el *Parama Brahma*». Es la vía del *mantra*, muy utilizada por algunas corrientes del tantra y del budismo tibetano.

El *mantra* apela a la inteligencia primordial y la transformación mental. Es como una ganzúa para abrir la puerta hacia aquello que está más allá del pensamiento binario y del ego. El *mantra* evoca-invoca-convoca, pero hay que evitar su recitación mecánica. Pretende dejar una impregnación transformativa en la mente inconsciente y despertar el poder interior. Se trata de un arquetipo que ha sido recitado a lo largo de milenios.

Hay mantras místicos, esotéricos, mágicos, de sanación o incluso para despertar *siddhis* (poderes). También para conectar con el Ser interno o el Alma Cósmica. Es necesario alimentar el *mantra*, cargarlo de poder, vivificarlo. Eso se consigue mediante su asidua repetición. Uno puede elegir sus propios mantras o bien recibirlos de un maestro. El *mantra* también es utilizado para evocar al Ser interior, como en el caso de «OM NAMAH SHIVAYA», para conectar con el principio superior o Símismo que palpita en uno.

El *mantra* favorece la atención interiorizada y crea un sentimiento de plenitud mística, frena las ideaciones distractoras y recoge en el «templo» interior. Conduce al testigo de la mente, desasiendo al practicante del flujo de pensamientos, del río de apego y aversiones.

Muchos mantras se han propagado mediante la transmisión oral de maestro a discípulo. Incluso con motivo de la iniciación espiritual, el mentor lo entrega de boca a oído al estudiante. A partir de ahí, este alimenta el *mantra* con una incesante recitación, siempre evitando que se vuelva mecánica e hipnótica o que se deba a la simple superstición. El yogui se concentra en el *mantra*, pero sobre todo en lo que hace posible el *mantra*. La mente se va absorbiendo en este como el azúcar en el agua, alcanzando grados profundos de absorción mental. El *mantra* se convierte en un hilo conductor de la consciencia hacia los adentros.

El *mantra* es energía, *shakti* o *prakriti*. Apoyándose en el mismo, el practicante trata de saltar más allá del sonido. Como la mente tiende a identificarse con lo que piensa, al adherirse al *mantra* extrae su sustancia, su significado espiritual, su energía, su *shakti*. El sonido o vibración resultante, que es más sutil que el *mantra* articulado (la palabra), palpita en cada chakra del individuo, cuya energía estática puede dinamizarse con la recitación mántrica (*japa*) y la visualización. Así, el yogui utiliza el *mantra* para transustancializar su cuerpo y absortar su mente en el sonido o vibración, acercándose al estado de *laya*, donde se obtiene un tipo de percepción suprasensible y supraideacional. A través del *mantra* apropiado, el pensamiento se dirige hacia lo Incondicionado, para, finalmente, lograr que la Realidad última se manifieste. Hay ejercicios muy intensos que consisten en recitar mantras durante varios días, tanto de día como de noche.

A través del *mantra* se intenta que la mente se absorba en el sonido puro y se sumerja en el intelecto desnudo o vacuo, donde rige la intuición y no el pensamiento. En la mente que es no-mente, o *unmani*, se pueden revelar experiencias a las que solo puede acceder quien consigue ese estado. De la identificación personal, generada por el ego, hay un desplazamiento hacia la identificación con el Cosmos. Se obtiene el entendimiento vivencial y conmovedor de que uno nunca estuvo desgajado de la Totalidad que le contiene, como el océano a la ola. El «yo» deja de ser, surge el Ser, Vacío Primordial, o como queramos designarlo.

A través del sonido burdo (el *mantra* sonoro), uno se desplaza al sonido sutil, a la vibración transpersonal. Aquí las palabras dicen poco. Es en *unmani* donde se produce un fértil e inspirador vaciamiento que manifiesta lo que no puede verse en la oscuridad de la mente ordinaria. Cuando enlaza con el *mantra* inaudible o cósmico, el sonido sin sonido, tan revelador, el místico descubre su naturaleza real, y se trasciende todo sentimiento de dualidad. La recitación mántrica va eliminado *samskaras* y *vasanas*, o sea, las impresiones subliminales que tanto nos condicionan. Mediante la recitación del *mantra* y su poder para evocar-invocar-convocar, el practicante consigue que su mente se vuelva parte de la pulsión cósmica y se produzca la condición de transpersonalización a la que aspiraban los yoguis antiguos, pues en la ausencia de ego surge el ser, algo bien sabido y experimentado por todos los místicos, tanto de Oriente como de Occidente, sin importar el sistema religioso. En este sentido, el *mantra* se convierte en una senda hacia la Conciencia Cósmica, Mente Única, Vacío Primordial, de la mano de la *shakti* (energía, vibración) más allá de *maya*. En suma, el *mantra* es como un hilo de consciencia que conduce al meditador hacia la antesala u origen de sus pensamientos para hallar el camino expedito hacia lo Inmenso.

La recitación del *mantra* puede ser verbal, semiverbal o mental, siendo esta última la más poderosa y eficiente, aunque no la más fácil. La repetición del *mantra* también puede asociarse a la respiración, por ejemplo, en el *mantra* «OM NAMAH SHIVAYA», durante la meditación, puede recitarse mentalmente «OM NAMAH» con la inhalación y «SHIVAYA» con la exhalación.

El mantra-yogui también puede servirse de sonidos más sutiles que el *mantra*, como sonidos internos, que, en el *nada-yoga*, se aprovechan para alcanzar el *nirodha* o represión de las modificaciones mentales. Puede tratarse de sonidos producidos por instrumentos o pueden incluso ser vibraciones realizadas por la garganta. Al respecto, en mi obra *Conversaciones con yoguis* incluyo la entrevista realizada a un gran nada-yogui, Swami Nadabrahmananda.

Se dice que el sonido más puro es el que surge del chakra del corazón, el chakra *Anahata*, y se le conoce como el sonido producido sin instrumento.

Hay innumerables mantras, parte de ellos dedicados a invocar distintos aspectos de la divinidad. Examinaremos ahora dos mantras que se consideran esenciales y aptos para todas las personas: HAMSA y AUM.

HAMSA

HAMSA es el *mantra* espontáneo y natural que emite la respiración. HAM es para la inhalación y SA para la exhalación. O sea, que repetimos espontáneamente este *mantra* de quince a veinte veces por minutos. Leemos en la *Dhyanabindu Upanishad*:

> El aire entra haciendo *Ham*.
> Sale haciendo *Sa*.
> Así el viviente
> va repitiendo sin cesar
> el *mantra* del *Avr*.
> Basta con tomar consciencia de ello
> para quedar libre de toda ignorancia.

Podemos utilizar este *mantra* para concentrar e interiorizar la mente. Sentados en meditación, al inhalar, alargándolo, recitamos mentalmente HAM, y al exhalar, alargándolo, SA. Dejamos que la vibración mántrica sature la mente y esta se vaya absorbiendo.

Una vez familiarizados con el ejercicio, también podemos incrementar la atención para captar el instante fugaz en el que HAM se funde con SA y SA se funde con HAM.

La recitación del *mantra* HAMSA conduce a la vivencia de *So Ham*: yo soy, la pura y desnuda presencia de ser.

AUM

AUM es el *mantra* de los mantras, el *mantra* primordial, el *pranava mantra* u *Omkar*. En el hinduismo se le considera la vibración del *shabda-brahman*, el sonido que todo lo impregna, surgido cuando explosiona el *Brahman* y genera todos los mundos. Para los yoguis hindúes no hay *mantra* más elevado, porque designa el Uno, o sea el Divino o Absoluto. Al ser recitado se pronuncia como OM.

En la *Bhagavad-gita* leemos: «Yo soy el padre y la madre de este mundo, el ordenador, el primer creador, el objeto del conocimiento, la silaba sagrada AUM».

La intensa recitación de OM puede conducir a la audición de los sonidos míticos y ultrasensibles del chakra *Anahata*, que pueden resultar de lo más variado: el de una flauta, el de la lluvia, el del zumbido de una abeja, el de una campanilla, el de las olas del mar y otros, pero que, al final, conducen al sonido de la vacuidad o del ser.

Esta sílaba sagrada por excelencia es considerada por los hindúes como el origen de todos los sonidos y vibraciones. Como tal, constela la estrecha interdependencia (o más bien, identidad) del *Atman* con el *Brahman*, del microcosmos con el macrocosmos.

La vibración omniabarcante se representa como AUM, palabra-sonido, que trata de constelar dicha vibración aun con todas sus limitaciones. Simbólicamente, las tres letras que componen la sílaba representan los tres *nadis* principales: Pingada, *Sushumna* e Ida.

La *Nadabindu Upanishad* se extiende sobre los sonidos místicos y obviamente destaca la importancia y trascendencia del AUM, indicándonos que cuando el practicante se absorbe en él cesan todos los sonidos externos. Aunque al principio se pueden escuchar sonidos internos burdos, la concentración y ensimismamiento en los mismos conduce a la captación de sonidos más sutiles y la mente queda absorta en el vacuo pleno o plenitud vacua.

AUM es anterior a la forma y se relaciona con lo Absoluto o Incondicionado. Hay distintas maneras de utilizarlo para la meditación. A continuación, ofrezco algunas de ellas:

- Recitación verbal continuada: consistente en recitar verbalmente el mantra OM, alargándolo y encadenando una repetición con otra. Se permite que el OM se prolongue considerablemente.
- Recitación semiverbal o murmurada: se procede como en el caso anterior, pero murmurando el mantra.
- Recitación mental: se procede del mismo modo, pero realizando la recitación mentalmente.
- Recitación mental aplicada a la respiración: mentalmente, alargando OM y dejándolo que sature la mente, se recita el mantra una vez por inhalación y una vez por exhalación.
- Recitación mental dirigida al corazón: se enfoca la mente hacia la región cordial y se recita, alargándolo y dejando que palpite en el corazón.
- Recitación mental estabilizada en el entrecejo: se enfoca la mente en el entrecejo y se recita el *mantra* permitiendo que palpite en esta zona. Puede ser recitación mental o verbal.

• Propagación del mantra por todo el cuerpo: verbalmente y alargándolo, se recita el mantra OM y se permite que su vibración impregne todo el cuerpo.

Algunos de los textos antiguos se refieren al *mantra* de los mantras de la siguiente manera:

Amritanada Upanishad: «Es preciso meditar sin tregua y de mil maneras diversas sobre este misterio de *Om*, a fin de liberarse de toda impureza».

Taittiriya Upanishad: «*Om* es *Brahman*. *Om* es todo. *Om* es aceptación. Pronunciando *Om* se cantan los cantos rituales. Diciendo *Om* se recitan los himnos».

Dhyanabindu Upanishad: «De *Om* nacieron los dioses. De *Om* nacieron los astros. De *Om* surgió todo el universo compuesto de tres mundos y los seres animados e inanimados».

Yogatattva Upanishad: «En efecto, *Om* libra del mal y destruye los obstáculos en el camino del yoga; por ello, la repetición constante del monosílabo sagrado es una práctica eficaz para el que quiera avanzar en el yoga».

En comunicación personal, Swami Anandadevananda (cuya entrevista, de máximo interés, aparece completa en mi libro *Conversaciones con yoguis*) me dijo: «Cualquier *mantra* es recomendable, pero indudablemente la repetición de OM es la mejor para interiorizarnos, viajar a lo más íntimo e interno».

Se nos indica que se puede repetir el mantra en cualquier momento y llevando a cabo cualquier actividad, pero dirigiendo la mente o conectándola con lo Absoluto o lo Incondicionado.

Cabe señalar que a cada chakra o vórtice de energía corresponde lo que se denomina un *bija-mantra*. Un *bija-mantra* es energía y poder, es una vibración, la semilla de un mantra, cuya repetición se propone activar energías aletargadas o permitirles fluir armónicamente. Partiendo del chakra-raíz hacia arriba, los *bija-mantras* son: LAM, VAM, RAM YAM, HAN y OM. Asimismo, existen bija-mantras para rememorar a una deidad en concreto, invocarla y realizarla dentro de uno mismo.

No quiero cerrar este capítulo sin hacer referencia a dos mantras que me fueron impartidos por Baba Muktananda y por mi buen y querido amigo el doctor y lama Lobsang Tashi.

El *mantra* predilecto de Muktananda, quien me lo ofreció en su *ashram* de Ganeshpuri, en Maharashtra, era: «OM NAMAH SHIVAYA», que significa «mi ser interior». Se puede recitar una vez por inhalación y una por exhalación, tratando de interiorizarse al máximo, o también, recitar «OM NAMAH» con la inhalación y «SHIVAYA» con la exhalación, adentrándose tanto como sea posible en uno mismo.

A lo largo de muchos años, mi hermano Miguel Ángel y yo estuvimos utilizando el *mantra* conectado con el lama Lobsang Tashi en nuestro programa radiofónico conocido como *La tertulia humanista*. Es un *mantra* para rememorar y conectar con la energía cósmica femenina, en su carácter de indulgencia y misericordia, considerando que así se obtiene el aliento y motivación necesarios para ir cruzando de la orilla de la servidumbre a la de la libertad. El mantra está dedicado a la misericordia diosa Tara y es: «OM TARE TUTARE TURE SOHA».

12. *Kundalini-yoga*

El *kundalini-yoga* es, junto con el *hatha-yoga* y el *tantra-yoga*, una de las modalidades yóguicas más tergiversadas y falseadas, además de bastante mal entendida, toda vez que sus enseñanzas están impregnadas de un lenguaje metafórico que hace alusión a mitos, símbolos y expresiones difícilmente interpretables por el lector no especializado. Además, ha sido base para mentalidades «espiritualmente calenturientas» o confusas, dando paso a interpretaciones equivocadas, precipitando un sentido de la sugestibilidad hasta tal grado que algunas personas toman experiencias puramente físicas como «despertares» de la *kundalini*, confundiendo los síntomas que se presentan con la ascensión de esta poderosa energía.

Ante todo, tratemos de decir qué es *kundalini*. Para ello hay que hacer referencia a la *shakti* o energía cósmica que todo lo impregna y anima. *Shakti* o *chitti* se manifiesta como *prana* o fuerza vital, una energía superior que está individuada en todo ser humano. O sea, sería un toque del macrocosmos en el microcosmos; un toque de consciencia iluminada, pero que permanece aletargada en tanto la persona no comience a trabajar sobre sí misma. En ese momento, esta energía empieza a funcionar y a procurar estados superiores de consciencia liberadora.

La *shakti* se constela en todo ser humano como una semilla de iluminación que hay que desarrollar y acrecentar. Si no se atiende, no florece y queda aletargada y sin efecto. El despertar de esta simiente de iluminación y su completo desarrollo hacen posible la autorrealización y el contacto con lo Absoluto. Para que este proceso sea posible, el *kundalini-yoga* o yoga del despertar de *kundalini*, otorga enseñanzas y métodos, incorporando también a su senda las técnicas del *hatha-yoga* y del *tantra-yoga*, la recitación de mantras o palabras de poder, determinados ejercicios esotéricos de concentración y visualización e incluso ceremoniales y cánticos sacros, además de una actitud yóguica y un comportamiento laudable.

De acuerdo al *kundalini-yoga*, el cuerpo físico se ve correspondido por un cuerpo sutil o etéreo, y así como aquel tiene sus plexos y nervios, este también, formados por una materia energética mucho más fina. Se les conoce como chakras y *nadis*. A los chakras (ya nos extenderemos sobre el tema) también se los denomina «ruedas» o «lotos». Avancemos que en la columna vertebral (*merudanda*) hay un importantísimo canal sutil o *nadi* central, denominado *Sushumna* y por el que debe ascender la *kundalini*, una vez despierta, que de lo contrario reposa dormida y enroscada en la base de la médula espinal. *Kundalini* quiere decir «enroscada». Simbólicamente, se trata de la sabiduría que está latente y que el yogui debe despertar y desenvolver. Así, *kundalini-yoga* es la modalidad yóguica que versa sobre esta energía de iluminación, su naturaleza y los procedimientos existentes para despertarla y hacerla ascender a lo largo de *Sushumna*, despertando a su vez los chakras o potencialidades espirituales y místicas. Cuando la energía *kundalini* es despertada y hace el viaje hasta el chakra más alto, en la cima de la cabeza, se une con la energía cósmica o divina y el ser humano recupera su naturaleza original de libertad y plenitud.

Hemos hecho este avance sucinto para que el lector pueda comenzar por tener una idea, siquiera aproximada, de la aventura a la que se aboca el *kundalini-yoga*, modalidad que pertenece a lo que denomino «los yogas de la energía» o yogas más tardíos, pues los primeros yogas, que configuran el río esencial de la disciplina yóguica, son ajenos a *kundalini*.

Hay que dejar claro que el sistema de chakras y la energía *kundalini* no se puede entender de manera literal, pues es lo que ha llevado a muchas personas a toda clase de elucubraciones o incontroladas fantasías al respecto, obviando su carácter simbólico y metafórico, dada la dificultad de las palabras por expresar lo inexpresable. Téngase en cuenta a *kundalini* como la simiente de evolución y sabiduría que permanece aletargada y estática a la espera de ser despertada, para que así pueda difundir su luz espiritual y su conocimiento transformativo, y abrir la senda hacia la realización del Sí-mismo.

Apuntemos con contundencia que ninguna escuela contemporánea puede desaprensivamente atribuirse ser la auténtica corriente del *kundalini-yoga*. Sin embargo, no pocas dicen serlo y están muy distantes de las verdaderas enseñanzas de esta disciplina. Es muy fácil hablar, fantasear y elucubrar de lo que no puede demostrarse. Hace siglos, el discípulo contaba con las instrucciones del mentor, pero hoy en día uno tiene que tratar de ir descifrando el «lenguaje intencional» del *kundalini-yoga*, tan simbólico y nada fácil de dilucidar.

En la medida en que la energía cósmica individuada en el ser humano se va activando como potencial espiritual, surge una transformación interior y se rescatan elevados planos de consciencia. Esta modalidad yóguica pone el acento en la diestra manipulación de las energías, reorientándolas hacia la Sabiduría. Así como el *prana* es una energía tosca –aunque hace posible tanto los procesos físicos como psicomentales–, *kundalini* es una energía ultrasutil, que en su despliegue va reportando tipos de conocimiento más elevados y transformativos, sometiendo el ego que vela las dimensiones más diáfanas de la consciencia.

Al irse desplegando *kundalini* (o, como habitualmente se dice, al ir ascendiendo), aparecen nuevos tipos de percepción y, por tanto, nuevas maneras de conocer y ser. Cada vez que *kundalini* avanza en su sendero, el *nadi Sushumna* que conecta todos los chakras, el practicante avanza en su evolución espiritual. La senda será iluminada por la lámpara de *kundalini*, pero el esfuerzo siempre tiene que ser realizado por uno mismo.

Los chakras

Vamos a comenzar por explorar el mapa energético de un ser humano de acuerdo al *kundalini-yoga*, donde se considera dinámica la energía pránica y estática la energía *kundalini*, hasta que se la saca de su letargo y comienza a desplegarse en dirección ascendente, en un recorrido que va de la base de la columna a la cima de la cabeza. El viaje comienza en el chakra o centro energético que está en correspondencia con la base de la espina dorsal. No olvidemos que nos estamos refiriendo al cuerpo etérico que es la contraparte del físico. El chakra más bajo, conocido como chakra-raíz, es *Muladhara*; el más alto, conocido como el de los mil pétalos, es *Sahasrara*. Junto con estos dos, hay otros cinco chakras importantes, aunque existen numerosos centros energéticos.

Antes de referirnos de manera concreta a cada uno de estos chakras, digamos algo sobre los mismos, sin olvidar que nos estamos moviendo en el resbaladizo terreno del simbolismo y la metáfora. Empecemos a familiarizarnos con sus nombres. De abajo arriba son: *Muladhara, Swadhistana, Manipura, Anahata, Visshudha, Ajna* y *Sahasrara*. De acuerdo a algunos autores, son puntos o «lugares» somáticos, pero la mayoría de los maestros nos aseguran que son centros energéticos en el cuerpo sutil o etéreo, que tienen correspondencia con determinados plexos nerviosos, pero que en absoluto tienen ubicación somática ni son fisiológicos. Estamos hablando aquí de una transfisiología, si queremos así decirlo. Estos chakras, pues, están suspendidos a lo largo de la espina dorsal, pero en el cuerpo sutil.

Mediante un arduo *sadhana* o adiestramiento, el yogui comienza a activar su *kundalini*. Al ir ascendiendo y «perforando» los diferentes chakras, va purificando la mente, liberándola de *samskaras* o condicionamientos, clarificando su visión y desarrollando sabiduría. La conquista de cada chakra es una nueva conquista en la evolución consciente. Al igual que el viajero que asciende por la ladera consigue una visión más amplia y despejada con cada paso, cada chakra que se ilumina reporta un tipo especial de conocimiento, percepción, cognición y transformación. Nuestros chakras son, en principio, como estancias oscuras, pero cuando *kundalini* los penetra, los ilumina. Así surgen intuiciones inspiradoras, reveladoras y transmutadoras. El poder de *kundalini* es extraordinario, va agotando karmas pasados y liberando a la persona de sus *samskaras* y *vasanas*, para que pueda aspirar a la libertad interior. Cuando *kundalini* alcanza el loto de los mil pétalos, se celebra la unión entre Shakti (Energía) y Shiva (Consciencia pura). De ese matrimonio surge la *moksha* o Liberación definitiva. Es la diosa o esposa en busca del Dios cósmico. Así tiene lugar esa «boda alquímica» que libera a la persona de sus ataduras mentales y le proporciona la Gnosis o Despertar.

Los chakras están conectados energéticamente por canales o conductos sutiles denominados *nadis*. *Nadi* quiere decir «movimiento». La energía se mueve por estos conductos ultrasutiles. Hay miles de *nadis*, pero los más esenciales son tres.

El más relevante, el *nadi* central, es llamado *Sushumna*. Por este debe ascender *kundalini* para ir iluminando los chakras o vórtices energéticos, sedes de consciencia-energía-sabiduría. Se dice que en este *nadi* están acumulados los karmas del pasado. Su puerta está cerrada hasta que se trabaja yóguicamente para despertar a *kundalini*, que comienza su gloriosa ascensión. El proceso consiste en conducir la *shakti* o *Kundalini* hasta el último chakra. Dentro de *Sushumna* hay un canal todavía más ultrasutil, llamado *Chitrini*, por el que subirá la energía cósmica despertada. *Kundalini* tendrá que atravesar tres nudos hasta llegar al loto de los mil pétalos, conocidos como el de Brahma, Vishnu y Rudra. De acuerdo a distintas escuelas, cuando el yogui realizado muere, toda su energía sale hacia el Cosmos a través de la sutura que hay en la cima de la cabeza.

El yogui realiza técnicas y adiestramientos para que *kundalini* despierte y se deslice por el *nadi Chitrini*, abriéndose paso por los diferentes chakras que va perforando e iluminando. Sigue así el denominado Camino Real, que le conducirá de la nesciencia a la Sabiduría, del sueño profundo al despertar definitivo.

El *nadi* central está bordeado por los *nadis Pingala* e *Ida*, a derecha e izquierda. Uno parte del testículo derecho y el otro del testículo izquierdo. En el entrecejo estos dos *nadis* se entrecruzan. En la medida en que *kundalini* asciende, el yogui escucha ruidos internos muy sutiles, y cuando *kundalini* alcanza el centro del entrecejo –simbólicamente denominado «el tercer ojo»–, experimenta el sabor sutil del néctar divino (*amrita*), más dulce que todo cuanto pueda describirse, y absorbe la mente en el *samadhi*. Durante el proceso de ascensión, se acentúa la luz de la consciencia y se desarrolla el sentimiento de unidad y cosmicidad. La psique de la persona se muta en profundidad con motivo del avance progresivo de *kundalini*, cuyo prolongado viaje puede demorar años e incluso toda una vida. Aunque el *sadhaka* (practicante) no logre alcanzar el séptimo loto, al ir avanzando en su viaje, logra purificar cada vez más los *nadis* y la mente, ganar conocimiento y mejorar sus actitudes y comportamientos.

Ahora bien, aun si se trata de una metáfora o un juego de simbolismos, todo esto nos ayuda a visualizar el viaje hacia dentro y hacia arriba que se lleva a cabo para encontrar ese ángulo de sabiduría, personal y transpersonal. El trabajo sobre uno mismo, con voluntad inquebrantable, es de suma importancia. Se nos dice que por propio esfuerzo y *sadhana*, el practicante puede llevar su *kundalini* hasta el sexto chakra, pero que, a partir de ahí, para cubrir el último tramo, se necesita «el mandato del gurú», o sea, «la gracia», otorgada desde fuera para algunos, y para otros, proveniente de dentro. No olvidemos que el gurú interior es el más fiable.

Podríamos decir –siempre poniendo las palabras bajo sospecha– que *prana* es vida o fuerza vital, alentada ya en el embrión y presente desde el momento de nuestra concepción, y *kundalini* es ese «toque» de consciencia cósmica a incrementar. Hay técnicas psicosomáticas que favorecen el *prana* y movilizan *kundalini* en cierto modo, pero lo hacen solo en los centros bajos o telúricos, y no en los más sutiles y etéreos. Las técnicas del *hatha-yoga* trabajan sobre los centros inferiores, en tanto que la meditación y la contemplación apuntan a aquellos que están por encima de *Manipura* o centro solar. Así, la tecnología psicosomática del *hatha-yoga* remueve *kundalini* y trata de que perfore los tres chakras más bajos y vitales, mientras que las técnicas o herramientas psicoespirituales apuntan a los más altos. Las disciplinas de los yogas tantrizados o yogas de la energía se aplican para estimular la simiente de iluminación, que alumbra y despierta primero los centros enraizados en la tierra para luego acceder a los más sutiles. De esta manera, ningún plano o esfera del microuniverso queda descuidado, pues los mismos elementos presentes en uno (tierra, agua, fuego, aire y éter) se encuentran también en el Universo. Mediante lo que está abajo se alcanza lo que está arriba; el camino de lo burdo conduce a lo ultrasutil (con motivo de la manifestación de la forma y el nombre, *nama-rupa*) y este se efectúa también a la inversa, de lo sutil a lo burdo.

Las enseñanzas y métodos de este yoga tan esotérico, el *kundalini-yoga*, se empeñan en el despertar del potencial cósmico, la energía superior. De *Manipura* hacia abajo están las energías más toscas y vitales; de *Manipura* hacia arriba, las más etéreas y espirituales. Todas son necesarias y el cuerpo ocupa un lugar importante en el trabajo hacia la evolución espiritual. Cuando *kundalini* yace dormida, es oscuridad y servidumbre, pero cuando despierta es luz y libertad. Una vez conquistado el elemento tierra, sucesivamente se van conquistando los otros elementos, hasta el más sutil. Cuando *kundalini* comienza a despertar y funcionar, se produce otra manera de conocer, percibir y ser. En este punto es importante resaltar que hay que evitar interpretaciones imaginativas y neuróticas que califican manifestaciones psicosomáticas como la activación de *kundalini*.

Maestros con una inclinación hacia este yoga me han corroborado que, con los *mudras*, *bandhas* y *pranayamas* del *hatha-yoga* algo se puede incidir sobre los centros inferiores, pero que, para hacerlo sobre los superiores, aquellos que reportan la sabiduría transformativa, hay que recurrir a las técnicas de interiorización (*pratyahara*), a la concentración, la meditación y la contemplación. Asimismo, para diversos maestros es de utilidad la recitación del mantra o *japa*. A este respecto, existe un ejercicio que consiste en concentrarse en la zona de cada chakra y recitar, mental o verbalmente, el *bija-mantra* (simiente del *mantra*) correspondiente a cada uno. Hay otros maestros consultados que dicen que esta técnica puede ser útil como medio de concentración, pero no tiene alcance como técnica para activar la *kundalini* o abrir los chakras. También hay técnicas para visualizar el chakra con su color, vibración, elemento y deidad, pero para algunos maestros tales ejercicios son irrelevantes.

La movilización y despliegue de *kundalini* va absorbiendo lo burdo en lo sutil; lo más tosco en lo más fino. Así, se va escalando a niveles más elevados de consciencia, que permiten una percepción más intensa y reveladora, para que, finalmente, las energías bipolares se unan en el interior y se desencadene la implosión de la sabiduría liberadora, capaz de ver más allá del pensamiento binario y producir una apertura de la consciencia que permita conectar con la inteligencia primordial. La mente pequeña se va absorbiendo en la Mente Grande, y en la medida en que el ego va menguando, el Sí-mismo se manifiesta. En los chakras inferiores el ego ejerce una fuerza muy grande, pero esta se ve debilitada en los superiores hasta desvanecerse.

Vamos a entrar de pleno en el examen de los chakras, considerando, una vez más, que «la palabra no es la cosa» y teniendo en cuenta el carácter metafórico o simbólico que impregna las descripciones sobre este tema.

Repitamos que los chakras son vórtices o centros de una energía cósmica muy sutil y que cada uno de ellos es la sede de un tipo concreto de energía (*shakti*), consciencia y conocimiento. Por tanto, al ponerse en acción cada chakra, este procura su respectiva cualidad de energía-consciencia-sabiduría. Están «colgados» en el cuerpo etéreo o sutil, aunque cada uno tenga una correspondencia con un plexo nervioso del cuerpo físico. Son como acumuladores de energía astral y, aunque hay numerosos chakras, vamos a referirnos aquí a los siete más esenciales, aquellos que se recorren en el camino hacia el Despertar, que se alcanza al activar el loto de los mil pétalos, en la cima de la cabeza.

Cada chakra emite una clase de vibración-sonido-color, y es creencia, en el *kundalini-yoga*, de que algunos maestros muy evolucionados (*siddhas*) pueden captar las vibraciones de los chakras de sus discípulos. No obstante, no olvidemos que en el fenómeno panindio del culto exacerbado al gurú, hay bastante de creencia fanática, ciega y supersticiosa.

Cada chakra se caracteriza por:

- Un color determinado, que es vibración.
- Un número de *nadis* o nervios sutiles.
- Un elemento sutil (*tattva*), sea tierra, agua, fuego, aire o éter.
- Un animal, que simboliza el carácter de dicho chakra.
- Un conjunto de letras, que simbolizan las vibraciones del chakra en cuestión.
- Una deidad o aspecto de la divinidad.

Interpretar las características y «mensajes» de cada chakra no es nada fácil debido a lo indicado: su riqueza de simbolismo y expresiones metafóricas, además del «lenguaje secreto» que antaño era transmitido de mentor a iniciado, quien le orientaba en su viaje a los adentros. Esa época ha cambiado y ahora la búsqueda que emprende el discípulo tiende a gravitar más en sí mismo y no en el maestro.

Chakra *Muladhara*

Está situado en la base de la espina dorsal, entre los genitales y el ano, debajo de un punto de confluencia de los *nadis* llamado

Kanda. Es el chakra-raíz (*adhakra-chakra*) y de él parten cuatro *nadis*. Sus vibraciones se constelan en las sílabas VAN, SAM y SHAN. Es el chakra-soporte y su *bija-mantra* es LAM. Su elemento burdo es la tierra, y su elemento sutil, *prithivi*. Su color es el rojo. En este chakra permanece aletargada hasta activarse la energía *kundalini*, que se representa gráficamente como una serpiente enroscada. Corresponde al plexo coxígeo y su deidad es Dakini. Controla el semen o los fluidos sexuales. Aquel que domina *Muladhara* domina la libido o energía sexual.

Chakra *Swadhistana*

Está en la raíz de los genitales y controla los riñones y el abdomen. Representa el elemento agua y su *bija-mantra* es VAM. Las vibraciones de su energía se constelan en las sílabas BAM, BHAM, YAM, KAM y LAM. Su color es el bermellón y del mismo parten seis *nadis*. La persona que controla este chakra domina las pasiones y los instintos. Corresponde al plexo sacro y su elemento sutil es apas (agua). La purificación de sus *nadis* reduce los deseos. Está regido por Vishnu y Sakini.

Chakra *Manipura*

Se le conoce también como *nabhisthana*, y está a la altura del ombligo, en correspondencia con el plexo solar. Controla el hígado, el páncreas y el estómago, y es de color rojo-oro. Su elemento es el fuego (el *tattva tejas*) y es un centro de gran vitalidad. Cuenta con diez *nadis*. Su vibración se constela en las sílabas DAM, TAM, NAM, THAM, DHAM, PAN y PHAM. Su *bija-mantra* es RAM. Está regido por Lakshmi y Vishnu, y quien domina este chakra obtiene mucha fuerza vital, así como una sólida salud.

Chakra *Anahata*

Se le conoce como «el chakra del corazón» y muchos yoguis lo utilizan para recogerse en el mismo. Los místicos le han conocido como «la cueva del corazón». Es un chakra muy sutil e importante. Corresponde al plexo cardiaco, su elemento es el aire (el *tattva vayu*) y su *bija-mantra* es YAM. Dispone de cinco *nadis* y las vibraciones son KAM, KHAM, GAM, GHAM, GNAM, CHCHAIN, JAM, JHAM, TAM y HAM. Controla la región cordial y está regido por las divinidades Kakini y Rudra. Su color es el verde y quien abre este chakra gana la espontánea actitud de compasión, benevolencia e indulgencia. Quien lo controla obtiene gran pureza emocional. Con la ejercitación necesaria, recluyéndose en este chakra, se escuchan los ultrasutiles sonidos *anat*, el sonido improducido, que no necesita choque o fricción y que brota de la vibración más íntima del corazón. Ramana hablaba de un corazón espiritual, situado a la derecha del corazón orgánico y que es la sede del Sí-mismo. Aporta un sonido muy puro y sirve de soporte de abstracción de la mente para aproximarse al *samadhi*.

Chakra *Vishuddha*

A partir del chakra *Anahata*, a medida que la *kundalini* va per-forando e iluminando los chakras superiores, se produce una apertura muy grande de la consciencia. Este chakra está a la altura de la garganta, en correspondencia con el plexo laríngeo, su elemento es el éter (*tattva akasha*) y su *bija-mantra* HAM. Del mismo parten dieciséis *nadis*, con las vibraciones AB, AM, IN, UM, RIM, LRIM, EM, AIM, OM, AUM y AM. Es el centro de la respi-ración y la fuerza tanto burda como sutil. Asimismo, es la sede del *mantra* espontáneo de la respiración: HAMSA, que se repite de manera natural cada vez que inhalamos y exhalamos, y el yogui utiliza como soporte meditacional para llevar la cons-ciencia hacia lo Pleno. He hablado con muchos yoguis sobre este chakra, y me han dicho que es el «portón de la liberación», o sea, el umbral hacia la iluminación. Quien conquista este chakra obtiene una visión mucho más amplia de la categoría del tiempo y el espacio y, de alguna manera, vence al señor del tiempo (*kala-murti*). La concentración sobre este chakra desa-rrolla una visión más despejada e incondicionada. Este chakra está regido por el Shiva andrógino, pues aquí celebran su fusión poderosas energías masculinas y femeninas que devienen en el Conocimiento que todo lo trasciende. Es la boda alquímica. Quien conduce *kundalini* hasta este chakra gana su completud interior, celebra la unión de la que surge una Sabiduría pene-trativa. Su color es el púrpura.

Chakra *Ajna*

Se ubica a la altura del entrecejo (*trikute*), en la parte alta del *nadi Sushumna* y se corresponde con el plexo cavernoso, controlando todas las funciones mentales. Su color es el blanco. Su divinidad es Hakini y de él parten dos *nadis*. Su *bija-mantra* o mantra-simiente es UM. Sus vibraciones se constelan en las sílabas HAM y KSAM. Quien conquista este chakra obtiene la visión mística y dispone del Ojo del *Dharma*. Se logra un notorio desapego y se debilita el ego, agotándose el impulso de muchos *vasanas* y *samskaras*, los condicionamientos e impregnaciones del subconsciente. Este chakra, al ser perforado, libera la visión intuitiva y penetrativa, y la mente ordinaria da paso a otro tipo: la no-mente, *unmani*, un espacio mental sin ideaciones ni limitaciones ni reacciones egocéntricas. El yogui ve las cosas con total transparencia, tal como son en su prístina esencia. Quien ha despertado este chakra puede, cuando va a morir, reunificar y situar aquí toda su energía y proyectarla en el momento de la muerte hacia el Infinito, a través de la denominada Puerta de Brahma, situada en la sutura del cráneo. Representa la liberación definitiva.

En este chakra comienza a realizarse la reveladora unidad con el Uno-sin-segundo. El yogui se asienta en su Sí-mismo, reconociendo supraintuitivamente a aquel que nunca dejó de ser. *Maya* es por completo vencida. Se rescatan «golpes de luz» muy reveladores en cuanto a la propia esencia y unidad con el Todo. Para que *kundalini* abra este chakra, tiene que haber perforado todos los previos. Asimismo, requiere que el *nadi* o canal *Chitrini* esté reluciente como un espejo. La *kundalini* ha ido atravesando y desatando los diferentes nudos energéticos (*granthis*), que le permiten por fin el acceso a este chakra, conocido como «el tercer ojo» simbólicamente hablando, pues se refiere al conocimiento intuitivo más allá de los pares de opuestos. Aquí, el yogui puede absorberse en una luz pura y resplandeciente, bien conocida por místicos de todos las épocas y latitudes. El practicante puede abismarse en un éxtasis imperturbable.

Chakra *Sahasrara*

Está situado en la cima de la cabeza y se le denomina también *Brahmarandra*, *Nirvanacakra* y *Brahmmashtana*. Es referido como «el loto de los mil pétalos», considerado la sede del Ser, con el que –simbólicamente hablando– debe desposarse *Kundalini* (la *shakti*). Esta unión representa la entrada en lo Incondicionado: es el abrazo de Shiva (la Conciencia inafectada) y su *Shakti* (la Energía Primordial), que vence las categorías de tiempo y espacio, formas y fenómenos, limitaciones kármicas y del subconsciente. Es Liberación y sentimiento pleno de identidad con lo Cósmico. Este es el chakra de la iluminación, otorgador del *samadhi* cuando *kundalini* se establece en él. Si *kundalini* queda establecida de forma permanente, puede hablarse de *samadhi* definitivo o nirvikalpa samadhi, también *samadhi* natural o *sahaja-samadhi*, el del liberado-viviente o *jivanmukta*. Aquel que conquista este chakra recupera su naturaleza original, se torna Aquel que todo lo alienta.

De este chakra parten mil *nadis* y asume todas las vibraciones cósmicas. Su color es el dorado brillante. Reporta el conocimiento directo e intuitivo del Ser.

Entre el chakra del entrecejo y el de los mil pétalos, hay dos chakras denominados *Manas* y *Soma*. El primero de ellos hace posible el sueño, los ensueños y las alucinaciones, así como todas las sensaciones; el segundo es la sede del *purusha* o propia naturaleza real, que, al liberarse, se funde con la Totalidad o mantiene su independencia eterna como espíritu libre y disociado de la materia (según las distintas técnicas de autorrealización). En este chakra los yoguis logran visionar todos sus cuerpos (envolturas, *koshas*) y elementos allende del tiempo. Aquí el yogui puede absorberse en el sonido más puro, hollando el camino de la Luz en su tramo final hacia *Sahasrara*.

El *kundalini-yoga* y todo su conjunto de símbolos y metáforas es una brújula para hacer el viaje ascendente e interior. Esta disciplina nos indica los planos de consciencia que debemos conquistar progresivamente, una tarea de notable envergadura que tiene el poder de actualizar e iluminar los centros de energía-consciencia-sabiduría que están obturados. El viaje inicia en el chakra *Muladhara*, la base, donde reside todo el potencial transformativo. Allí se acumulan los *samskaras* de la larga evolución de la especie, y allí también va quedando impresa la historia psicológica personal. Para los hindúes, este chakra es sede de karmas pretéritos. Es el chakra-raíz que soporta todos los demás; telúrico, que acarrea toda la vida instintiva y ciega, pero imparable. Al kundalini-yogui le urge iluminar este abismo de oscuridad, el gran depósito de la *shakti* o energía primordial individuada. Esta *shakti* vela y desvela, pero en tanto está aletargada en *Muladhara* ejerce todo su poder ilusorio y embaucador. Sin embargo, en la medida en que el potencial transformativo comienza a desplegarse, chakra a chakra, plano de consciencia a plano de consciencia, se transforma la mente y la psique de la persona, que se torna capaz de ver aquello que antes aparecía difuso u oscurecido. En *Muladhara* están todas las pulsiones inconscientes y se enraízan las tendencias más antiguas, a veces destructivas, guiadas por el impulso ciego. El ego instintivo tiene un papel muy destacado, pero en la medida en que la *kundalini* va desplegándose, este pasa a ocupar su justo lugar, y el ego mental y emocional, la falsa identificación, se va debilitando. El viaje de *Muladhara* a *Ajna*, o sea, de lo instintivo a lo intuitivo, no es nada fácil. Y todavía más difícil resulta el tramo de *Ajna* a *Sahasrara*. Es un viaje de lo más burdo a lo más sutil, de lo telúrico a lo etéreo (*akasha*). La «amante» ansía encontrar la morada en la que unirse con su «amado». Ese acoplamiento místico tiene lugar en *Sahasrara*.

Hay yoguis que van colocando la consciencia en los diferentes chakras, se interiorizan en cada uno de ellos y lo visualizan con todas sus propiedades, recitando a la vez la simiente mántrica (*bija-mantra*) del chakra correspondiente. Utilizan toda la simbología del chakra para visualizar y mentalizar dicho vórtice de energía.

En el ser humano hay muchas resistencias al despertar y por eso la serpiente continúa plácidamente enrollada sobre sí misma, en un sueño muy profundo. Pero existen personas que en su honda insatisfacción sienten el llamado interior de buscar algo más que lo aparente, superfluo y volátil. Y ahí, en ese primer impulso, por leve y fugaz que sea, comienza la Búsqueda. La bella durmiente empieza a azuzarse para que emerja de su sueño profundo y se enderece sobre sí misma, como lo hace la cobra. Ese es un gran momento en la vida de un ser humano, el anhelo que se despierta por suplir necesidades de orden superior y no quedarse estancado en el mundo de lo superficial, lo banal, como un topo atrapado siempre bajo tierra: la tierra de *Muladhara*. Pero cuando la *kundalini* asciende al siguiente chakra, *Swadhistana*, algo se modifica y una pequeña luz liberadora parece filtrarse. De la tierra se pasa al agua, que es mucho más fluida, y los *samskaras* comienzan a salir poco a poco de su extrema y férrea coagulación. El chakra *Manipura* (a la altura del plexo solar), al ser penetrado por la Diosa, despliega un nuevo poder, una gran fuerza interior. Aquello que estaba velado comienza a desvelarse; el fuego va quemando muchos de los *samskaras* que eran un verdadero lastre. Sin embargo, ni siquiera se ha llegado a la mitad del recorrido: todavía quedan cuatro chakras o estancias por conocer y activar. La simiente de iluminación ha comenzado a vitalizarse, pero aun así muchas personas se desaniman y desisten de su viaje ascendente y a la vez introspectivo. Algunos desertan, quizá porque toman como definitivos retrocesos que lo son solo en apariencia. No es fácil saltar del chakra solar al del corazón, *Anahata*, porque para entonces hay que haber aprendido a transformar la tierra en agua, el agua en fuego y el fuego en aire. En el chakra del corazón se manifiesta la emoción, pero, a razón de que todavía impera una sensación intensa de ego, esta puede manifestarse excesiva. Con el agua se ha regado la tierra; con el viento se ha azuzado el fuego, pero se requiere un elemento equilibrado y ecuánime, con sabiduría sobresaliente, para encontrar el despertar del chakra *Vishuddha*. La escalada por los distintos planos de consciencia va celebrándose. El alpinista corre sus riesgos; el yogui también. Hay que purificar las emociones y dirigir bien los pensamientos, por un lado, y contenerlos, por otro. Si uno no se duerme en los laureles (nunca mejor dicho), el proceso sigue su curso. El chakra de la garganta es muy importante porque, una vez penetrado, cambia la perspectiva del buscador, modifica su percepción y, por tanto, su modo de ser y obrar. En el chakra del corazón hay destellos vivos de la experiencia del Ser, pero se intensifican mucho más en el chakra de la garganta. Los chakras inferiores han ido despertándose y purificándose, pero el verdadero viaje iniciático comienza en el chakra del corazón o *Anahata*. A partir de allí se supera la frontera entre lo manifestado y lo inmanifiesto. El fuego de *Manipura* ha dado paso al aire de *Anahata* y después, al éter del *Vishuddha*. El *sadhaka* va trepando por la pirámide del recorrido iniciático, ese viaje interior donde irá pasando por su subconsciente, preconsciente, consciente y supraconsciente. Es el traslado de lo más burdo a lo más sutil, de la tierra al éter, para luego alcanzar regiones más allá del mismo. La transformación ocurre de manera paulatina; la consciencia va logrando una vigilia hasta entonces insospechada. Al alcanzarse el chakra *Ajna*, la percepción del mundo y de uno mismo cambia. La Diosa se sitúa en la estancia vecina del Ser, con quien anhela desposarse para que se produzca la sabiduría imperecedera y cortar el camino de retorno, porque, de otra forma, lo ascendente puede todavía descender y la consciencia clara puede oscurecerse de nuevo, confundida por los *samskaras* y por la visión espesa y distorsionante del ego. Parecería que la distancia entre el chakra *Ajna* y el chakra *Sahasrara* es mínima, como una pared delgada que separa una habitación de otra en la misma casa. Pero no es así. Igual que el alpinista hace un último esfuerzo desesperado para llegar a la cumbre, el buscador espiritual, ya extenuado, tiene que hacerlo para lograr iluminar *Sahasrara*. Por eso, se dice que para hollar ese último y corto tramo se requiere «el mandato del gurú», sea un auténtico gurú realizado (una empresa difícil en nuestros días de *kali-yuga*) o sea la gracia o el maestro interior.

Los chakras también representan los diferentes niveles de meditación, introspección y autorrealización. En los textos, esto aparece cargado de símbolos, nada fáciles de descifrar o interpretar. Para muchos de los mentores que entrevisté, la energía *kundalini* no va ascendiendo de una manera sistemática, chakra tras chakra, desde el más inferior al más elevado, sino que ella misma sabe qué chakra perforar e iluminar en el proceso de autodesarrollo del practicante, despertando uno u otro indistintamente. Una vez que despierta la *kundalini*, ella reconoce cuáles son las necesidades específicas del individuo de acuerdo a su desarrollo y así, va desplegando sus capacidades místicas. En mi libro *Conversaciones con yoguis*, incluyo al respecto significativas enseñanzas de Swami Muktananda. Mantuve correspondencia con él a lo largo de muchos años y luego le entrevisté en su *ashram*, pues me pidió expresamente que fuera a verle, ya que había respondido a infinidad de mis preguntas por escrito. No puedo dejar de recomendar este libro, tanto a profanos como a especialistas, porque contiene un caudal inmenso de sabiduría yóguica. En el prólogo, el escritor y editor Álvaro Enterría señala: «En mi conocimiento, no existe un libro que recoja en ninguna lengua europea las palabras de tantos *swamis*».

13. *Tantra-yoga*

Es a partir del siglo VI cuando el tantrismo, un movimiento filosófico-metafísico-esotérico, una peculiar técnica de autorrealización, comienza a impregnar con sus principios todo el pensamiento de la India y los más diversos sistemas soteriológicos, influyendo en el hinduismo, el budismo e incluso el jainismo. En el proceso, desafió la rígida y acartonada ortodoxia, y dejó su impronta en varios sistemas filosófico-religiosos. Se dio así un sorprendente maridaje entre el tantrismo y algunos movimientos hindúes y budistas. Surgió el shaktismo o culto a la Diosa, el *tantra-yoga* y el *vajrayana*, así como un buen número de sectas que también absorbieron actitudes tántricas, tales como los lingayat, los aghoris, los kapalikas, entre otras.

El termino *tantra* quiere decir «entramado» o «urdimbre», pero también «doctrina» o «enseñanzas». Es, asimismo, el título de un notable conjunto de obras que se manifiestan al respecto. El tantra evita las especulaciones metafísicas o filosóficas, las acrobacias intelectuales, y se centra en la práctica. En sus enseñanzas hay residuos de la sabiduría esotérica de los drávidas y principios chamánicos. El tantra se sitúa más allá de la ortodoxia, las castas y la desigualdad de sexos. En su seno se mezclan elementos místicos de gran pureza y prácticas de un ocultismo por completo degradado. Una vez más impera la heterogeneidad y las contradicciones, como en muchas de las corrientes espirituales o religiosas de la India. El disfrute se propone como instrumento liberador y el tántrico trata de acopiar energías ocultas o potenciales que pasan desapercibidas para acceder a regiones ultrasensibles. Lo fenoménico –reflejos de la *shakti*– no se rechaza, sino que se incorpora. Nada se elimina, sino se transforma, al igual que Shiva logra transformar en néctar el veneno que le es dado por los demonios.

Lo que caracterizó al tantrismo desde el inicio fue su tendencia a propiciar el culto a la *shakti*, que se convierte en el objetivo más inspirador y motivador del *sadhaka*. El practicante lo reviste todo de la fuerza de la *shakti*, o sea, lo shaktiza o dinamiza con la energía femenina. Es un sistema eminentemente práctico y con un marcado tinte esotérico, donde desempeñan un papel destacado las ceremonias, rituales y símbolos, de los que puede llegar a prescindir el aspirante más evolucionado. La Madre se convierte en la columna vertebral de este llamativo movimiento esotérico-espiritual en el que se le confiere mucha importancia a la energía femenina, que trata de ponerse al servicio de la Liberación.

El *tantra-yoga* nace de la fusión de elementos tántricos y elementos yóguicos, y, de hecho, el *hatha-yoga* y el *kundalini-yoga* son modalidades yóguicas totalmente tantrizadas. El mismo Ramakrishna llegó a declarar: «A lo que otros llaman

Dios, yo prefiero llamarle Madre». La Madre cósmica es la inspiración suprema para el tántrico, que constela en la mujer terrenal y anhela la identificación plena con la Divina. En el *Gandharva Tantra* leemos:

> El hombre debe honrar a una divinidad convirtiéndose él mismo en divinidad. No se debe adorar a una divinidad sin convertirse uno mismo en divinidad.

Se trata de shaktizarse a uno mismo y reorientar todas sus energías, pensamientos y sentimientos hacia la Diosa. Este culto a la madre, y por extensión a la mujer, viene de muy antaño, es prevédico, pero se consolida con el tantrismo.

En cierto modo, este sistema puede considerarse una reacción ante la rígida y acartonada ortodoxia hindú y, asimismo, ante los movimientos ascéticos. En tanto el devoto ordinario reprime sus deseos y relaciones con la *maya* (lo aparente, lo ilusorio o fenoménico), y el asceta trata de superarla, el *tantrika* «juega» con ella, no la evade, pero sin dejarse confundir ni atrapar por la misma. El célebre texto tántrico titulado *Kularnava Tantra* nos dice: «Así como uno cae al suelo, así con la ayuda del suelo tiene uno que levantarse». De la misma manera, lo que a unos les encadena a otros les pone alas de libertad; lo que a unos debilita a otros fortalece.

Para aproximarse a la *shakti* y shaktizarse, se recurre a ritos y ceremonias diversas, recitación de mantras, cánticos sacros, adoración de diversas diosas, purificación y «sutilización» de los elementos, meditación en el mandala o concentración en *yantras* (diagramas esotéricos). También a la ejecución de *mudras* (gestos simbólicos con los dedos de la mano), la imposición de yemas de dedos en el cuerpo para transmitir energías (*nyasa*) y, en el denominado tantrismo de mano izquierda, el *maithuna* o ceremonia místico-erótica, en base a unos muy definidos, y no gratuitos, requisitos. No existe en absoluto lo que en Occidente algunos han denominado «el yoga sexual». Esta es otra invención oportunista. Me he referido extensamente a este sacramento erótico en mis obras *El amor mágico y la sexualidad sagrada*, *El poder del tantra* y *La vía secreta del tantra*, pero también lo haré en síntesis aquí. He de señalar que el tantra-yogui puede optar por una sexualidad profana o cotidiana, por la abstinencia o por la sexualidad como herramienta para obtener planos más elevados de consciencia siguiendo unos requisitos muy definidos. Es cierto que ha habido un tantrismo muy depurado y uno totalmente degenerado y supersticioso, pero el verdadero *tantrika* trata de penetrar en lo fenoménico con mucha consciencia y desapego, a fin de poder «comerse el cebo sin tragarse el anzuelo», instrumentalizando lo ilusorio para llegar a lo Alto. Se trata de pasar por el fuego sin quemarse o, de acuerdo al dicho tántrico, «cabalgar sobre el tigre». El tigre, un animal muy rápido y brioso, engulle al practicante en el acto si este se descabalga, o sea, si no ha superado el apego. Si, por el contrario, penetra en la niebla de *maya* con lúcida consciencia y desapego, no se extraviará. Muchos han hecho una utilización perversa de los principios del tantra, incluso convirtiéndolos en pura magia o hechicería; otros se pretextan en el rito para entregarse al «largo desenfreno de los sentidos»; otros se esconden en el tantra para excusar sus compulsivas tendencias incontroladas. Pero el verdadero *tantrika* es soberano de sí mismo y no un botarate de sus *samskaras* y *vasanas*.

El tántrico afirma la naturaleza (*prakriti*) para servirse de ella como trampolín y catapultarse más allá de las apariencias. La *maya* que vela tiene que llevarle de la mano más allá de sí misma, hacia lo Absoluto o indiferenciado, hacia el *sustratum* de cualquier fenómeno, pues lo Incondicionado también se refleja en lo condicionado. El *tantrika* no renuncia a lo fenoménico, sino que se inmiscuye en ello para salir «vencedor» y ser un héroe (*vira*). En ese viaje salvífico, atravesando luces y sombras, aprendiendo a manejarse en el escenario de claroscuros de la vida, el *tantrika* se sirve del disfrute (*bhoga*), pero sin someterse, y así se apoya tanto en yoga como en *bhoga*. Dicho de otra forma, lleva el yoga (consciencia, control) al *bhoga*, y así logra energizarse incluso con aquello que a otros desenergiza.

La Diosa vela y desvela. Es ella la que hace posible el deleite (*bhukti*) y la liberación (*mukti*). Es la energía cósmica, que conserva y destruye para volver a construir. Si el *tantrika* adora a la Shakti es para convertirse en Shakti misma, evitando tanto el hedonismo exacerbado y ciego como el ascetismo rígido. Ahora bien, dentro del tantrismo también han surgido posturas muy extremas, incluido un tantrismo degradado e impregnado de burda magia y superstición. El poder puede ser reorientado laudable o perversamente. El tantra es un poder que se le «roba» a la Diosa. El *tantra-yoga*, con su fusión de elementos tántricos y yóguicos, es una vía hacia la Liberación –y no la esclavitud o la dependencia de lo sensorial–, donde la energía obtenida se aprovecha y se reorienta hacia la autorrealización. Hay que desarrollar al máximo la consciencia y seguir esa arriesgada senda (más fina que el filo de una navaja) hacia lo Incondicionado, logrando pasar del goce al gozo, de *bhoga* a *ananda*. No se reprime, pero tampoco se sucumbe. Las fuerzas se canalizan. El goce es un desafío para llegar al gozo interior; el deleite es un medio para ir más allá del mismo y convertirse en testigo inafectado, ajeno al placer o al dolor, a la pérdida o a la ganancia, al éxito o al fracaso. La común condición humana no se rechaza, sino que se trasciende. Lo que a unos conduce a la esclavitud a otros a la libertad. Dependiendo de cómo están situadas las bisagras de una puerta, esta abre hacia adentro o hace afuera. La Sahkti se constela en un erial y en un vergel, y el *tantrika* debe sumergirse en ambos para ir más allá de los mismos. Lo que conduce hacia abajo también conduce hacia arriba si las fuerzas se invierten. Pero, como reza un antiguo adagio que me descubrió un yogui, «nadie puede arrojarse una gota de miel en el paladar sin que sepa dulce». Por ello, el verdadero tántrico debe vencer el apego y no dejarse confundir por el dulzor de la gota de miel.

El tantra-yogui se sirve de otras modalidades yóguicas tantrizadas para su *sadhana* o práctica espiritual, así como de la denominada vía secreta de los mantras o palabras de poder, determinadas plegarias, visualización de diversos aspectos de la Diosa, fijación de la mente en mandalas, *yantras* o *mudras*, y en rituales de transustanciación. Insistamos un poco más sobre el mandala, el *yantra*, el *mudra* y la visualización.

El mandala puede representar diversos aspectos cosmogónicos o espirituales, a menudo mediante círculos y figuras geométricas. El aspirante los utiliza para distintos tipos de meditación, reflexión o visualización, probablemente, todo ello sugerido por su mentor. El mandala puede representarse en una tela, en una madera o en el suelo u otra superficie. No hay que confundir el mandala con el *tangka* o pintura de carácter religioso. La propia construcción del mandala ya es una forma de meditación. Las figuras geométricas o símbolos representados son herramientas de concentración, visualización y transformación interior. Para los los budistas es la percepción de la vacuidad. El mandala puede ser interiorizado e impregnar así el subconsciente y activar la visión intuitiva.

El *yantra* es un diagrama de naturaleza esotérica que para algunos tiene por objeto prevenir del mal al practicante y protegerlo, pero que para el *tantrika* se convierte en un soporte de concentración y unificación de la consciencia. Hay *yantras* con diferentes sentidos y finalidades. El *Sri Yantra* es muy utilizado para la meditación, pues representa la cópula o unión entre Shakti (la Energía Primordial) y Shiva (la Conciencia Suprema). De esa unión surge el *bindu* o punto nuclear del que emanan todos los vastos universos. En la ceremonia místicosexual denominada *maithuna* –de la que se sirven los *tantrika* de mano izquierda–, el acoplamiento de la mujer y el hombre homologa la cópula de Shakti y Shiva, de la que surge todo lo manifestado. En realidad, existen decenas de *yantras* con muy diversos simbolismos y soportes meditativos.

El *mudra* es un gesto de los dedos de las manos con un significado espiritual o esotérico especial. No se debe confundir estos *mudras* con los del *hatha-yoga*. Se utilizan también como soporte para la concentración, así como para la meditación, o bien en determinadas ceremonias y eventos de iniciación. La ejecución de los *mudras*, así como la recitación mántrica o la concentración en *yantras* o mandalas, tiene que ser siempre consciente, pues de ser mecánica embota más la consciencia en lugar de ayudar a despertarla.

También se utilizan imágenes para activar la emoción espiritual y facilitar la absorción de la mente. La exaltación de la emoción bien dirigida –no ciega y fanática– es un medio de transformación interior. De ahí que determinadas visualizaciones puedan ayudar a mutar la consciencia. Hay prácticas para visualizar a una deidad en concreto e identificarse plenamente con ella como si encarnase en uno, y así shaktizarse y obtener las cualidades propias de dicha deidad. Por ejemplo, visualizar a la misericorde Tara Verde, situarla en la propia coronilla e imaginar estar siendo impregnado de su indulgente, confortadora y tranquilizante luz verde. También se puede visualizar la imagen de una deidad alojada en el corazón. Todas estas son herramientas liberatorias.

Los mandalas, *yantras* y *mudras* pueden ser considerablemente efectivos, sobre todo cuando los «diagnostica» el mentor conociendo la naturaleza mental o psíquica del discípulo, del mismo modo que los *kasinas* (instrumentos para la concentración utilizados en el budismo Theravada) pueden ser de uno u otro color según la personalidad del discípulo.

Otra técnica propia del *tantra-yoga* es la denominada «purificación de los elementos». Consiste en una meditación-visualización para purificar y «sutilizar» los mismos, absorbiéndolos unos en otros. La tierra se absorbe en el agua, el agua en el fuego, el fuego en el aire, el aire en el éter, el éter en el vacío y el vacío en lo Absoluto o Vacío Primordial. Esta técnica se denomina *Bhuta-shuddhi* y hay diferentes modos de ejercitarla. En algunas tradiciones tántricas se lleva a cabo como un ritual o ceremonia en el que se visualiza la creación del cosmos, de lo más sutil a lo más burdo, y luego, en evolución inversa (la verdadera evolución), de lo más burdo a lo más ultrasutil. Lo que ha descendido asciende. Esta visualización puede implicar los diferentes chakras, desde el chakra-raíz, la tierra, hasta el chakra de los mil pétalos, que ya no es personal, sino transpersonal. Asimismo, se puede utilizar la recitación de mantras. El *mantra* es la representación o manifestación tosca de la misma Shakti, puesto que es sonido. La visualización de uno como la misma diosa, también ayuda a «sutilizar» la consciencia. También se puede ejecutar el rito de transustanciación que consiste en infundir energía (*shakti*) a otra persona o incluso a uno mismo, utilizando las palmas de las manos y puntas de los dedos sobre los puntos vitales del cuerpo o sobre los respectivos chakras. Esto puede hacerse con o sin la mentalización o verbalización de mantras.

El verdadero yogui tántrico no se abandona al tempestuoso oleaje de lo fenoménico, y aunque se ponga incluso en manos de la Shakti, tiene que hacerlo con autodominio y gobierno de los pensamientos. En comunicación personal, el catedrático de tantra, Pío Filippani Ronconi, me decía:

> Hay que percibir el sabor del mundo, que es la Shakti y, por tanto, la enjundia del Universo. Y nada es posible sin el dominio del pensamiento, porque el pensamiento es ya la Shakti. El pensamiento es lo referencial, y poseerlo es poseer ya la Shakti. Hay que realizar a la Shakti en su sede superior, allende el pensamiento, y, por tanto, más allá del mundo.

La misma Shakti que esconde a Shiva (el Sí-mismo) conduce al yogui tántrico hacia Él. El antiguo adagio reza: «Incluso Shiva sin su Shakti es un cadáver», porque es a través de la Shakti que Shiva se manifiesta y da comienzo el juego cósmico (*lila*) en el que intentamos hallar la luz escondida en el corazón.

Detrás de la mente y de lo fenoménico se encuentra el Ser o Presencia. El yoga lo denomina Shiva, Patanjali lo denomina Ishvara, y otras corrientes, la Conciencia, lo Absoluto o *Brahman*. El tantra-yogui se afana por atravesar los ropajes del ego y los fenómenos ilusorios, remontar la corriente del pensamiento y unirse con su Shiva interior. Para ello es necesario el *sadha-*

na tántrico. Se requiere mucha lucidez, poder y desapego para atravesar con éxito lo ilusorio, o sea para vencer en el pulso a *maya*. No se huye de nada, nada se reprime, todo se muta o transforma: esa es la ley del tantra. La enseñanza ha seguido a los *Vedas* y *Upanishads* por ser necesaria, se nos dice, para la era babélica y oscura en la que vivimos, donde casi nadie tiene la capacidad, motivación y voluntad para la renuncia. Pero esto no quiere decir que dentro del movimiento tántrico no haya también renunciantes o *sannyasins*. Para ir más allá de la mente ordinaria y recobrar el conocimiento supraconsciente, hay muchas sendas. El *tantra-yoga* es una de ellas.

El devoto más avanzado no necesita de rituales, sino que vivencia a la Shakti en todo momento dentro de sí mismo. Ella piensa, respira, habla y actúa en uno. Ya no son necesarios los soportes externos, sino el recordatorio continuado de que la Shakti está funcionando dentro y sin ella ningún proceso es posible, pues es la fuerza dinámica, aquella que puede reorientarse para entrar en la esencia. La Shakti manifiesta sus poderes en las diferentes diosas. Todas ellas representan los distintos rostros y expresiones de la única Shakti, cuyo camino recorre el devoto con la mente siempre dirigida hacia la Madre. Esta se constela en el cuerpo físico con muchos poderes o potenciales transformativos que el tantra-yogui trata de actualizar y utilizar. Un yogui me dijo: «En el tabernáculo secreto del corazón reside la Shakti como uno mismo». En el laberinto de lo fenoménico, esa *maya* que todo lo nubla y distorsiona, el *tantrika* sigue el camino absoluto y no exento de peligros hacia la Shakti, que está fuera y está dentro. El culto a la Devi transforma la energía, que se manifiesta como dolor y placer (*dukkha* y *sukha*), pero el tantra-yogui traspasa esa dualidad para entrar en el Uno-sin-segundo, en el Shiva interior que incluso puede mantenerse como testigo impávido, a pesar de la continuada danza de la Shakti girando y girando sin cesar ante él.

La adoración y el culto a la Diosa es un medio para absorber en uno cualidades de los distintos aspectos de la Devi y de sus manifestaciones como diversas Madres o Shaktis. He visitado en la India templos dedicados a las diversas *shaktis*, poderes que, según se dice, también están encarnados en nuestro cuerpo y hay que despertar. Al final, todo viaje en el ámbito del yoga es introspectivo, de tal modo que si uno se ayuda de soportes externos es únicamente como medio de apoyo para el viaje interior. Hay *tantrika* que utilizan la visualización de las manifestaciones de la Diosa (sea como Lakshmi, Kali, Saraswaeti, Durga, Dhuvamati o Tripurasundari, o la que fuere) para «robarle» ese poder y constelarlo en sí mismos. Así, se produce una transformación anímica, y el devoto vive la Shakti hondamente incorporada en su interior.

La sexualidad como Shakti

La Shakti, como energía primordial, se individúa como fuerza vital en el ser humano y da lugar a diversas funciones, como la motriz, la instintiva, la sexual, la mental, la emocional y la supramental. Algunos autores han querido ver en la energía *kundalini* la sexualidad o libido, pero es una asociación incorrecta, debida a la mala información o la perversa intención de tergiversar la enseñanza. Lo que sí es cierto es que el practicante aprovecha todas sus funciones como herramientas para des-condicionarse y liberarse, en lugar de esclavizarse y funcionar como una simple máquina.

Existen diversas actitudes frente a la sexualidad: la cotidiana, que es la que la mayoría de las personas utilizan, sea acompañada de amor o no, más o menos mecanizada o no; la abstención, que los yoguis de la *sama sannyasia* (renuncia) utilizan para la transformación de la libido en *Ojas Shakti* o energía espiritual, y, finalmente, la sexualidad consciente como sacramento y herramienta para escalar a otros niveles de la consciencia, pero que requiere unas actitudes y disciplinas especiales. Digámoslo cuanto antes, este ritual, que implica la erótica mística, no debe efectuarse a menudo, pues en tal caso se mecanizaría y perdería su valor soteriológico. Es una ceremonia con un gran contenido psicoenergético y que no da lugar al placer por el placer o la libido por la libido, sino que exige un adiestramiento necesario, la motivación adecuada, la intención correcta y el dominio psicosomático, así como una consciencia clara y desapegada que trascienda el embotamiento. Todos esos cursos que se ofrecen alegremente y con miras comerciales no tienen nada que ver con el genuino tantra y su intención es espuria. En realidad, el verdadero tantra no tiene relación alguna con manuales eróticos como el *Ananga Ranga* o el *Kamasutra*, ni mucho menos con un erotismo vacuo, compulsivo y devaluado. Un *tantrika*, aun de la escuela Kaula y no la Sannyasia, es decir, aun no siendo un renunciante, valora mucho sus energías, incluida la sexual. No es un coleccionista compulsivo de contactos sexuales, toda vez que sabe que, si la sexualidad se usa para desencadenar otros estadios de la consciencia, debe ser muy bien administrada y no malgastada con el abuso. Un especialista en tantrismo me dijo con respecto a la libido: «Justo uso, o sea, ni desuso ni abuso». Incluso esos «trucos» hatha-yóguicos, posibles gracias al perfeccionamiento del *vajroli*, que permiten la reabsorción del esperma una vez derramado, son prácticas circenses sin ningún valor para el *tantrika* verdadero. Aun dentro de las corrientes tántricas hay discrepancias con respecto a si el practicante masculino debe evitar sistemáticamente el orgasmo para rescatar el «átomo» del semen y llevarlo al entrecejo (y con esto reinvertir el flujo, de abajo arriba) o si debe acceder al mismo de vez en cuando con consciencia clara, dominando algunas técnicas que le permitan experimentarlo con o sin eyaculación. En cualquier caso, y esto lo obvian los *sannyasins*, lo que realmente importa en el ceremonial sacro-sexual denominado *maithuna* es poder crear un poderoso campo electromagnético entre los amantes tántricos, que conscientemente se utilice para conducir la mente a un estado de no-mente, inhibiendo el pensamiento para ir más allá del mismo. Un yogui me explicaba que el éxtasis que procura el orgasmo es un «botón de muestra», solo eso, del gozo que desencadena el *samadhi*. Otro yogui, Swami Anandadevananda, me indicaba que el *maithuna* es una meditación a través del cuerpo, pero no solo mediante el enlazamiento de los cuerpos físicos, sino de los cuerpos energéticos o sutiles, que son los que, a través de un alto voltaje de pasión, pueden desencadenar un estado superior de consciencia, que algunos han denominado «el cosmo-orgasmo». Pero en el *tantra-yoga*, como en el *kundalini-yoga*, el occidental (y muchos mentores hindúes) se ha apartado de la fuente de las verdaderas enseñanzas y las ha aguado y desfigurado hasta lo más grotesco.

En resumen, en el *tantra-yoga* el acto sexual se ritualiza y sacraliza. Hablamos ya no de un mero intercambio de caricias o fluidos, sino un sacramento, donde el hombre y la mujer homologan al dios y la diosa, y su cópula es la cópula cósmica de la que brota, desde el *bindu* o punto nuclear, todo el universo de las formas. Se trata de activar energías y crear un poderoso intercambio electromagnético que propulse la consciencia más allá del pensamiento. Para ello los practicantes meditan por separado durante días, visualizándose como dios y diosa. Cuando tiene lugar el encuentro, la mujer se convierte en el altar sagrado, y su vulva o *yoni*, en fuego sacrificial y purificador. Previamente al coito, se lavan y perfuman los cuerpos, y se efectúan determinados ritos en los que intervienen las cinco sustancias o elementos «prohibidos» que deben transustancilizarse: el vino, el pescado, la carne, los cereales y la sexualidad. Se pronuncian los mantras debidos y se ejecutan los *mudras* iniciáticos para después proceder a las caricias conscientes y lograr que los cuerpos fluido-etéricos hagan el amor antes de que los cuerpos físicos comiencen a hacerlo. La cópula se prolonga considerablemente, pues el hombre debe haber adquirido, mediante el *sadhana*, un triple control: el de la mente, el de la respiración y el del semen. En la ceremonia tántrica más estricta no se permite el derramamiento de esperma, ni siquiera un orgasmo sin derramamiento de semen, a fin de poder utilizar ese potencial para la introspección, la inhibición del pensamiento y la captación de la mente anterior a la mente ordinaria.

Si las modalidades de yoga tales como el *radja*, el *bhakti*, el *gnana* o el *karma* requieren la colaboración de un mentor para su mejor aprendizaje, aún más los yogas de la energía o esotéricos, los yogas tantrizados (como el *kundalini-yoga* o el *tantra-yoga*) requieren necesariamente una guía seria y fiable, porque, como ya hemos apuntado, y en ello debe insistirse, el lenguaje utilizado en los textos es tan simbólico, metafórico y esotérico que no resulta nada fácil penetrarlo e interpretarlo. Siempre recuerdo que cuando le pregunté al profesor Filippani Ronconi sobre la Shakti (cuyas geniales opiniones aparecen en mi obra *Conversaciones con yoguis*), la expresión de su rostro cambió de repente y quedó absorta, para decir: «¡Oh, la Shakti! No me haga hablar de ella, porque es una cosa que no es una cosa… ¡Oh, la Skakti!». No se puede pretender llegar a aquello que está más allá del pensamiento a través del pensamiento. En tal caso, hay que vaciarse de todo para que la propia Shakti se manifieste y ella misma nos conduzca a través de la embaucadora *maya* a lo que es inmanifiesto y, por tanto, incontaminado y permanente en su prístina pureza.

Los yoguis tántrico-alquimistas

Parte de la inmensa sabiduría mística y yóguica de la India ha quedado sepultada con el transcurso del tiempo. Sin embargo, maestros y yoguis han hecho notables aportaciones a esta sabiduría perenne, que permanece fuerte a pesar del gran número de embaucadores que se han presentado y se presentan como gurús realizados, liberados-vivientes o iluminados. A lo largo de la dilatada y muy nutrida historia espiritual de la India, han surgido infinidad de escuelas de sabiduría, unas han permanecido ocultas y otras se han desvanecido. Asimismo, existió una tradición de *siddhas* o yoguis altamente evolucionados, tanto expertos en el tantrismo y el exhaustivo dominio de las energías como en la alquimia interior. Eran tan profundos conocedores de todos los principios y funciones del cuerpo que crearon su propia medicina, con la acertada utilización de minerales, metales y piedras preciosas. Aprendieron todo sobre el mercurio y sus aplicaciones alquímicas y terapéuticas. La suya era una alquimia interior o espiritual, pero que incluía el dominio del cuerpo y el sabio manejo de todas las energías en sus diferentes niveles. No deseaban transmutar metales, sino la psique en toda su profundidad, para liberarla del «plomo» y convertirla en un diamante. Buscaban una psique adamantina y pura, libre del «fango» del subconsciente y capaz de reflejar la Conciencia. Dominaban las técnicas para higienizar no solo el cuerpo físico, sino también el sutil, y conocían y experimentaban a fondo todas las técnicas del *hatha-yoga* para lograr un perfecto equilibrio, la máxima resistencia corporal y la longevidad. Muchos de estos grandes *siddhas* fueron depositarios de la verdadera ciencia del *hatha-yoga*. Eran capaces de someterse a prolongados ayunos purificadores, controlar la acción cardiaca, suspender el paso de sangre por una arteria, absorber líquidos por la uretra y retener la respiración durante minutos, todo ello para escalar a las cimas de la consciencia utilizando el propio cuerpo. Conocían a la perfección el mapa energético del ser humano. Muchos vivían solo de hierbas y se relacionaban amistosamente con las alimañas. Se entrenaban para la muerte consciente –o incluso para morir a voluntad– y tenían una capacidad especial para afrontar el dolor y vivir en las más difíciles condiciones, si era necesario. Eran unos verdaderos atletas del espíritu, conocedores de todas las técnicas psicofísicas y psicomentales, expertos en botánica oculta y capaces de regular la temperatura corporal de tal modo que podían vivir medio desnudos en las cumbres. Transmutaban la energía sexual en *Ojas Shakti* o energía espiritual. Valoraban al máximo las técnicas para la ampliación de la consciencia y la elevación por encima de la oscuridad mental. Algunos vivían como eremitas, otros formaban grupos, otros eran nómadas. Inspirado en esta valiosa tradición y sucesión de maestros realizados, escribí mi trilogía *El Faquir*, que incluye muchos de los conocimientos y enseñanzas de la antiquísima tradición de los faquires rasayani.

El *Vijnana Bhairava Tantra*

Este importante texto tántrico, compuesto por los *sutras* que
enmarcan una conversación entre el dios Shiva y su consorte
Shakti, incluye nada menos que ciento doce técnicas o métodos
de meditación de gran eficacia para inhibir el pensamiento,
desarrollar la atención mental pura e interiorizada, y conducir
la mente a un estado de contemplación y abstracción. Antes de
ser escrito en sánscrito en el año 800 d.C. aproximadamente,
las enseñanzas de este texto se transmitían de manera oral,
mostrándonos eficientes técnicas meditacionales de carácter
muy práctico, para ser experimentadas directamente por el
aspirante. Algunas son explicadas de forma oscura o difusa,
pues se supone que en aquellas épocas remotas el discípulo o
neófito siempre contaba con la instrucción directa y clara del
mentor. Estas técnicas, muchas de las cuales he utilizado en mis
clases de meditación a lo largo de casi medio siglo, son muy
eficientes para vaciar la mente y entrenar la atención mental
pura, revelando la experiencia de ser más allá del pensamiento
conceptual y los pares de opuestos o contrarios mentales. Todas
ellas tienen la capacidad de inhibir el pensamiento, interiorizar
y calmar la mente, y reportar un conocimiento de tipo vivencial.
Como sucede con muchos de estos textos bastante esotéricos,
su lectura admite diversos niveles de comprensión de acuerdo
al grado de madurez espiritual del lector, pero lo esencial es
poner en práctica las enseñanzas y comprobar y validar por uno
mismo las técnicas.

A través de los métodos que se imparten en el texto, el aspirante puede aproximarse a su Bhairava (Ser) interior y despertar un tipo especial de percepción, estableciéndose en lo que está más allá de las apariencias, del pensamiento y del ego. Con estas técnicas se suprime, aunque sea por instantes fugaces, el pensamiento mecánico y se va agotando el impulso de muchos *samskaras*. Se abandona por momentos la realidad aparente para adentrarse hacia otro tipo de realidad menos contingente. Recuerdo las sabias palabras de Nisargadatta:

> En el ahora, tú eres a la vez lo que se mueve y lo inmóvil. Hasta ahora has pensado que tú eras lo que se movía y te has olvidado de lo que no se mueve. Da un giro radical a tu espíritu. No tengas en cuentas, lo que se mueve y te verás como la realidad inmutable y siempre presente, inexplicable, pero sólida como una roca.

La Devi o Diosa pide aclaraciones a Bhairava (un aspecto de Shiva) sobre la última realidad, pues tiene dudas y quiere que el Supremo se las esclarezca. Así, la Devi comienza a recibir enseñas y técnicas soteriológicas por parte de Bhairava.

Este texto es tan importante que yo mismo, muy complacido, prologué y comenté una versión que publicó la editorial ELA, que tuvo por objeto ponerlo al alcance de las personas que no son eruditas en el tema para que pudieran entenderlo. Otras versiones son incomprensibles para el lector no especializado, pues están más dirigidas a los expertos en tantra o enseñanzas afines. En suma, el texto nos ofrece ciento doce «ventanas» o «agujeros» para poder acceder a la Realidad. Algunas de estas técnicas las incluí en mi libro *Cien técnicas de meditación*, publicado por Editorial Kairós. Todas ellas ayudan a ir refinando la percepción de tal manera que el aspirante pueda captar, más allá de lo aparente y tosco, su naturaleza real. En el *Vijnana Bhairava Tantra* se nos entregan técnicas relacionadas con la captación de la respiración y el gozne entre la inhalación y la exhalación y viceversa; otras nos invitan a visualizarnos como el vacío en todas las direcciones, internarnos en el propio corazón, sentir la Conciencia impregnando todos los poros y células del cuerpo, absorber la mente en el sonido sin sonido (*Nada*); otras nos guían para captar las vibraciones ultrasutiles o ensimismarnos en una sensación deleitosa. Se trata de medios para detener el flujo mental y poder conectarnos con la fuente de la mente y la realidad inmutable anterior a lo manifestado como nombre y forma.

Otro texto tántrico, muy importante de acuerdo a la tradición tántrica, es el *Kularnava Tantra*, que tuve ocasión de prologar cuando fue publicado por la editorial Eyras en 1980. Se trata de un texto destacado, fechado entre los siglos xi y xv, exponente de la rama Kaula. Asimismo, merecen destacarse el *Mahanirvana-tantra* y el *Tantraloka*.

APÉNDICE I.
Aforismos de Patanjali

En cierto modo, los aforismos de Patanjali (los *Yoga-Sutras*) son la osamenta del yoga, sobre todo del *radja-yoga*, al que hemos otorgado especial importancia en esta obra, por ser la piedra angular en la que pivotan las otras modalidades yóguicas. Además, en los últimos años no se le ha concedido la atención que se merece, pues mucha energía, e incluso obsesivo interés, se le ha dedicado a las *asanas*, cuando, como hemos dejado claro, estas son una herramienta más para facilitar el gobierno de la mente y la unificación de la consciencia.

Los *Yoga-Sutras* son un manual para lograr la unidireccionaliad mental, la inhibición de los pensamientos y la conquista de la Sabiduría. Patanjali fue el codificador y sistematizador de este manual, que incluye ciento noventa y cinco aforismos, clasificados en cuatro libros. Aquellos que versan sobre los *siddhis* o poderes psíquicos carecen de interés en la senda de la autorrealización (no entraremos en ellos, pues incluso parecen escritos por otro autor), en tanto que otros dan indicaciones muy válidas para desencadenar el enstasis yóguico.

Abordaremos los principales y más importantes aforismos de Patanjali encauzados hacia el dominio de la mente y la transformación interior. Vamos a comenzar por exponer los denominados «ocho grados del yoga», que son:

1) *Yama*. Preceptos éticos que deben regir la vida interna y externa del yogui. Son: no robar, no ambicionar, no ser violento, no mentir y mantener el equilibrio sexual.

2) *Niyama*. Reglas y prescripciones de purificación externa e interna, como limpieza mental y somática, austeridad, pensamiento en lo Incondicionado, estudio de la Verdad y de uno mismo, y adiestramiento interior.

3) *Asana*. Posición corporal que debe llegar a ser estable y permitir la introspección y la meditación.

4) *Pranayama*. Control de la respiración, que a su vez ayuda a controlar la mente y favorece la absorción mental.

5) *Pratyahara*. Práctica para retirar la mente de la dinámica sensorial, adentrarse en sí misma y permanecer en silencio y calma interiores.

6) *Dharana*. Concentración; fijación de la mente en un soporte con absoluta exclusión de todo lo demás.

7) *Dhyana*. Prolongación e intensificación del *dharana*, logrando la unificación de la consciencia y la identificación del sujeto y el objeto.

8) *Samadhi*. Estado de máxima abstracción de la mente, con suspensión de las ideaciones y del ego, reportando

una experiencia de unidad, ecuanimidad y plenitud en la que se produce una conexión con la naturaleza real.

Los aforismos 2, 3 y 4 exponen las pretensiones del yoga:

(2) El yoga consiste en inhibir los pensamientos en la mente.

(3) De tal modo el contemplador se establece en su propia naturaleza.

(4) En caso contrario, se identifica con las modificaciones mentales.

La identificación con las modificaciones mentales es causa de servidumbre y sufrimiento. *Maya* es causada por esa identificación, que a su vez es causa de *maya*. Inmersa en los pensamientos –que son ego, apego y aversión, ofuscación y a menudo desvarío, y que apartan del Sí-mismo–, la persona no percibe con claridad y se deja contaminar por experiencias del pasado e inciertas expectativas de futuro. Pero cuando el pensamiento se inhibe, el practicante se sitúa en la raíz de la mente o fuente de los pensamientos, y surge otra manera de sentir, percibir y ser, además de silencio interior, libertad y renovación psíquica, pues también se drena y limpia la mente, permitiendo que aflore otro tipo de conocimiento que no es de tipo intelectivo, basado en los contrarios o pares de opuestos.

Los aforismos 12, 13, 14 y 15 son muy específicos y contundentes en tal sentido, y dan indicaciones muy válidas y concretas para poder desidentificarse de las ideaciones y viajar hacia el Ser.

(12) Se obtiene el control de la mente mediante el esfuerzo asiduo y el desapego.

(13) Hay que mantener el esfuerzo para conseguir el control sobre los procesos mentales.

(14) Se hace firme cuando se lleva a cabo con rigor y sin interrupción.

(15) El desapego es el estado que se consigue mediante la liberación de los objetos vistos y oídos, venciendo toda inclinación hacia ellos.

Se requiere un entrenamiento gradual y seguir las indicaciones que Patanjali va brindando a través de su manual de autorrealización, donde son inevitables el esfuerzo y el desapego, así como el entrenamiento psicomental, todo ello para aproximarse al anhelado *samadhi*, al que se refieren los siguientes aforismos:

(17) Es *samadhi* con conocimiento aquel que está acompañado de razonamiento, discriminación, felicidad y consciencia de la existencia.

(18) Hay otra modalidad de *samadhi* que sobreviene adiestrándose constantemente en el control de los procesos mentales y mediante el cual el contenido mental conserva únicamente las impresiones del subconsciente no manifestadas.

En los aforismos que van del 33 al 39 se nos brindan procedimientos para la unificación mental o *ekagrata*.

(33) Se evitan las modificaciones del contenido mental mediante la amistad, la misericordia, la alegría y la entrega a los demás, sean felices o desdichados, buenos o malos.

(34) También mediante el control respiratorio.

(35) Estabilizan la mente los métodos de concentración que se basan en las percepciones sensoriales.

(36) También por medio de la serenidad luminosa interior.

(37) O mediante el desapego de todos los objetos.

(38) O mediante la meditación sobre el conocimiento que proviene del sueño.

(39) O meditando sobre algo que interesa al que medita.

Es en el libro II y en los aforismos 3, 4, 5, 6, 7, 8, 9 y 10 donde Patanjali se refiere a los obstáculos o impedimentos.

(3) Los obstáculos son: la ignorancia, el egotismo, el apego, la aversión y el anhelo de vida.

(4) La ignorancia es el origen de los otros obstáculos, ya estén latentes, en proceso de desaparición o activos.

(5) La ignorancia consiste en considerar lo transitorio, lo impuro, lo doloroso y el no-yo como lo eterno, lo puro, lo dichoso y el Yo.

(6) El egotismo es la identificación del que ve con el objeto de la visión.

(7) El apego es el aferramiento al placer.

(8) La aversión descansa en el dolor.

(9) El anhelo de vida se da incluso en los más sabios y está en la propia naturaleza.

(10) Estos obstáculos pueden ser combatidos cultivando la actividad mental opuesta.

Los cuatro primeros aforismos del libro tercero abordan la concentración, la meditación y el *samadhi*.

(1) La concentración es la fijación de la mente en un solo punto.

(2) Cuando el conocimiento sobre el objeto es continuado se obtiene la meditación.

(3) Cuando las formas son trascendidas y únicamente subsiste la significación del objeto, sobreviene el *samadhi*.

(4) La concentración, la meditación y el *samadhi* son el *sanyama*.

APÉNDICE II.
Shaiva-yoga

El *shivaísmo* de Cachemira es también conocido como la Doctrina del Reconocimiento. Hace ya más de una treintena de años conversé muy a fondo sobre este tema con Muktananda y varios de sus más sobresalientes *swamis*, muy interesados en el mismo. También entrevisté en dos ocasiones a Laxman Joo en las afueras de Shrinagar, uno de los destacados representantes de esta enseñanza, pero fueron entrevistas sin gran interés. Todo ello aparece en *Conversaciones con yoguis*, sin duda la obra que más testimonios de yoguis y maestros recoge, seguramente en cualquier lengua.

Se conoce como Doctrina del Reconocimiento porque el practicante tiene que reconocer intuitiva y supraconscientemente el Ser que yace dentro de sí mismo, o sea, Shiva, esa Presencia que está más allá de los enredos de la mente ordinaria y que es Consciencia Pura. Al manifestarse crea lo fenoménico y lo dual a través de elementos llamados *tattvas*, que van descendiendo de lo más ultrasutil a lo más tosco. Es un sistema monista, donde se dice que el Ser y la persona son uno.

Sus enseñanzas se recogen en un interesante y sugerente texto titulado *Shiva-sutras* y son un medio (*yoga*) para desidentificarse de lo impermanente y establecerse en lo Inmutable. El Ser o Absoluto tiene la cualidad de iluminar (*prakasha*) y de reconocer (*vimarsha*). Es decir que también la mente humana tiene la capacidad de ver y reconocer.

El Ser es estático, pero en su naturaleza está el manifestarse y emitir el mundo, siendo cinco sus poderes:

1) *Chit*, el de la Conciencia Autoluminosa y Libre.
2) *Ananda*, el del autogozo no dependiente de nada para ser causado.
3) *Iccha*, el de la voluntad.
4) *Jñana*, el de la sabiduría y el reconocimiento.
5) *Kriya*, el de crear y recrear.

El sabio o *Jñani* es el que puede ver la diversidad en la unidad y, mediante la autoaveriguación y la autoperceptividad, sustrayéndose al embrollo de apegos-odios de la mente, captar la propia naturaleza real, la misma del Absoluto y que se manifiesta en uno como el testigo imperturbado detrás de la «pantalla» de la mente y su sucesión de pensamientos. Por eso, Ramana aseveró: «Meditar es suspender el flujo de los pensamientos».

Shiva es el origen del origen, el punto (*bindu*) del que, al manifestarse, emana todo el Universo, mediante su energía (Shakti), y comienza a expandirse sin límites. La primera vibración es conocida como *Spanda*, y mediante el encadenamiento y sucesión de los elementos o *tattvas*, se va conformando todo lo fenoménico, de lo inmanifestado a lo manifestado. Todo esto surge de Shiva. La persona ordinaria vive de espaldas a ello, en su ignorancia, hasta que el Shiva interior pueda autorrevelarse mediante los entrenamientos yóguicos y entonces abrir un canal de luz y claridad en lo condicionado para percibir lo Incondicionado. Para este fin, el practicante se sirve de la autoindagación, el discernimiento puro, la meditación y distintos medios liberatorios que proporciona esta enseñanza (*upayas*), que facilita el reconocimiento supraconsciente del Ser, estático en su origen, pero dinámico cuando se despliega como energía, vibración tras vibración, alentando lo animado y lo inanimado, pasando de lo más ultrasutil a lo más burdo, pero morando siempre inafectado en lo hondo del individuo. Es la Conciencia Pura o *Paramashiva*, causa primera y última. El yogui debe re-andar, a la inversa, el camino hecho de lo más sutil a lo más tosco. El viaje de descenso debe invertirse y convertirse en ascenso, de lo más burdo a lo más sutil.

El Ser o *Paramashiva* es el primer *tattva* o nivel de consciencia, el más sutil, pero, sirviéndose de su energía, se desdobla y comienza a desplegarse y expandirse, ayudándose de tres de los poderes: voluntad, conocimiento y acción (los *tattvas* 3, 4 y 5). Al manifestarse es causa de la creación, lo indiferenciado se comienza a diferenciar, y se da así el sexto nivel (6), conocido como *maya-tattva*, lo fenoménico e ilusorio, la embaucadora *Maya* que produce cinco tipos de limitación, los niveles del siete al once:

7) Limitación de la capacidad de omnipotencia, debido al proceso de individuación.

8) Limitación del poder o capacidad de omnisciencia por iguales causas.

9) Limitación del gusto por la Totalidad, que se vuelve avidez por lo particular.

10) Limitación de la capacidad de libertad total, debido a la contracción de la Conciencia.

11) Limitación de percepción de lo Absoluto.

El nivel número doce (12) es el ego, que se interpone con el Ser dentro del individuo. El nivel número trece (13) es la sustancia primordial o *prakriti*, a la cual el no-liberado se encadena y sirve. Los niveles catorce (14), quince (15) y dieciséis (16) son cualidades de la *prakriti* o sustancia primordial: el juicio, la yoidad y los órganos, tanto sensoriales como de acción, siendo así los niveles del diecisiete (17) al veintiuno (21) los cinco órganos sensoriales y del veintidós (22) al veintiséis (26) los cinco de acción: hablar, procrear, agarrar, locomoción y excreción.

Los elementos o niveles veintisiete (27), veintiocho (28), veintinueve (29), treinta (30) y treinta y uno (31) son elementos sutiles, contraparte de la esfera física o tosca. Son los elementos del gusto, el olor, el tacto, el sonido y de las formas, que densificados dan lugar a los cinco últimos elementos: el éter, el aire, el fuego, el agua y la tierra. Así, *Paramashiva* se ha desplegado de lo más sutil a lo más burdo a través de los niveles o elementos (escalones) denominados *tattvas*. Shiva se «contrae» y esconde en el ser humano y el yogui debe seguir la senda de la interiorización-ascensión para recobrar su propio Shiva.

A medida que el yogui va siguiendo la senda de la purificación y el reconocimiento, supera la mente ordinaria y acede a la mente quieta o *manonmani*, capaz de revelar el Ser. Para ello, de acuerdo al shivaísmo, hay que vencer tres obstrucciones, conocidas como la de la separación (*anava-mala*), la de la diferenciación (*maya-mala*) y la de la servidumbre (*kama-mala*). Para liberarse de estos *mala* u obstrucciones, el aspirante –además de la meditación, el desapego, la genuina moralidad y otras condiciones– debe poner en marcha los *upaya*: medios preparatorios y métodos para aproximarse a la Realidad. Estos permiten que el shaiva-yogui recobre lo Incondicionado en sí mismo, alcanzando el reconocimiento liberatorio del Ser y la realización de que forma una unidad con Él. La Liberación representa el conocimiento intuitivo de que uno es el Ser, y para ello hay que ir disolviendo la *maya* o ilusión. No podemos examinar los *upaya* en toda su extensión, pero sí al menos, en síntesis.

Anava-upaya

En este método o técnica el practicante se sirve del control sobre la energía, el desprendimiento de los sentidos y el encauzamiento de la mente hacia su fuente, así como diversas prácticas yóguicas para estimular la energía *kundalini*, entre otras, el *pranayama* y la absorción en el sonido. También se utiliza el *japa* o recitación mántrica, la concentración y extasiamiento mental en el sonido interno y sutil, y la práctica de rituales y actividades artísticas para retrotraer la mente. El practicante trata de percatarse de la unidad en la diversidad, como el cordón que contiene todas las perlas, o la película proyectada en la pantalla, donde los fotogramas se suceden, pero la pantalla no cambia.

Shakta-upaya

El practicante se adiestra en un discernimiento muy puro y afinado para desarrollar la percepción de «Yo soy la Conciencia». Vuelve la mente hacia su fuente tanto como sea posible y para percatar la vivencia o presencia de ser, como una sensación pura y desnuda, donde la persona es el testigo de sus actividades psicofísicas, sin identificarse con ellas, bien establecido en su esencia. La *shakti* se mueve sin cesar, pero Shiva permanece.

Shambhava-upaya

Como hemos visto, aunque, en síntesis, el *avana-upaya* se sirve de la energía, el rito y las técnicas de concentración para desarrollar una percepción o intuición especial de la Realidad Única, en tanto que el *shakta-upaya*, por su parte, se apoya en la desidentificación consciente de los procesos psicofísicos para desarrollar la percepción del auto-ser. Ahora bien, el *shambhava-upaya*, del que ahora nos ocupamos, se ayuda de la firme voluntad para inmovilizar la mente mediante un sostenido esfuerzo personal y tratar de mantener, tan constantemente como se pueda, el recordatorio y la vivencia o profunda sensación de «Yo soy el Ser». Hay, pues, que aprovechar cada momento de silencio mental, por fugaz que resulte, para experimentar la presencia de Ser.

Así, los *upayas* son distintos métodos que el mentor muestra al discípulo para que este pueda re-conectar con la Realidad. También se aprovechan o instrumentalizan los espacios en blanco entre los pensamientos para establecerse en la sensación de «ser», pues cuando cesa el ruido de la mente, más allá de los pensamientos, se percibe una sutil pulsación reveladora. En cualquier momento o circunstancia, el shaiva-yogui trata de estar en la Presencia para desarrollar la sensación pura y desnuda de ser, como testigo inafectado de lo que se produce fuera y dentro de sí mismo. Cuando se ha recuperado la sensación de ser, uno tiene que crear una actitud o enfoque de expansión, sobrepasando cualquier sentimiento egoico. Es una técnica conocida como *kara-mudra* y que conduce al yogui a intentar no dejarse atrapar por la segunda causa y mantenerse en la primera, es decir, en el Ser antes que en lo que deviene del mismo.

De acuerdo al shivaísmo de Cachemira, hay dos clases de Realización: *atma-vyakti* y *shiva-vyalti*. Mediante el primer tipo de autorrealización la persona se da cuenta de su ser interior y de que ella no es el cuerpo ni sus agregados, ni el nombre y la forma, ni las corrientes psicomentales. La *shiva-vyalti* es un tipo de autorrealización superior, es definitiva y no limitada como la anterior. En esta, la persona comprende total y supra-conscientemente que ella es el *Atman* ilimitado y, por tanto, es parte de la Conciencia que todo lo impregna. Esta Conciencia es inmutable y se manifiesta gracias a la Shakti, que en el ser humano está individuada como *kundalini*. La Conciencia y su Energía son inseparables. El que obtiene el segundo y definitivo tipo de autorrealización conecta con un *samadhi* permanente y se siente parte de todo lo manifestado. Se supera todo sentido engañoso de diferenciación. Tras un largo e intenso proceso de purificación y depuración mental, la mente, que es iluminada por la Conciencia, se da cuenta de sí misma y el auto-ser se convierte en SER. La Conciencia Suprema, al descender, se ha contraído en la mente. El *sadhana* consiste en des-condicionar la mente, expandirla y liberarla de *maya*, para que descubra supraconscientemente que lo inmutable es la Conciencia. La mente es energía, incluso su parte más refinada, el *buddhi*. Todo surge del Ser o Conciencia.

Cuatro escuelas principales surgieron en el shivaísmo de Cachemira:

1) Pratyabhijña o del Reconocimiento, donde se utiliza la indagación ardiente para reconocer aquello que uno nunca ha dejado de ser: la Conciencia Pura, la base de todo lo manifestado. Esta escuela floreció en Cachemira, creada y difundida por Somananda.

2) Spanda, alentada por Vasuguptanatha, que indaga en la vibración, pulsación y manifestación de la Shakti. Por medio de la misma, los aspirantes tratan de llegar al ser que se despliega a través de ella. Como me decía un mentor: «De la mano de *maya* a lo que está más allá de *maya*».

3) Krama, que se extiende y procura los medios para ir pasando por diferentes fases hasta llegar a la Liberación.

4) Kula, que recurre al ritual sexual como medio para escalar a un estado de consciencia sin pensamiento, el cual reporta dicha y donde la unión de los consortes homologa la cúpula cósmica de Shiva y Shakti (Bhairaba y Bhairavi).

En todo caso, lo que los aspirantes tratan de conseguir es conectar con la consciencia de Shiva, que no solo está fuera, sino también dentro de cada uno. Cuando se realiza esa percepción intuitiva o supraconsciente, surge un estado tal de bienestar o dicha interior (*ananda*) que la persona se percata de que cualquier otro placer palidece ante este, al igual que lo hace una pieza de bisutería ante una valiosa alhaja. Entonces se produce el desapego de forma natural y no represiva que permite superar el influjo de la *maya* o ilusión, percibir supraconscientemente a Shiva como inmanente y trascender y comprender el «juego» misterioso en el que se recrea la Shakti, la gran maga. En el shivaísmo, esto consiste en: la creación, la preservación, la destrucción, la revelación y la ocultación. Para avanzar hacia el reconocimiento de la consciencia shiváica o de Bairaba, los textos tántricos y los mentores de esta doctrina muestran todo tipo de «herramientas», entre ellas, los *upaya*, que, como hemos visto, tienen por objeto diluir la *maya* y favorecer el reconocimiento vivencial de que uno es Shiva o lo Absoluto. Entonces se superan los engaños de la dualidad, la separación y la diferenciación.

APÉNDICE III.
Los yogas tibetanos

El budismo tibetano es la síntesis de elementos del chama-
nismo autónomo (bon) del Tíbet, del tantra y del budismo,
donde adquieren notable relevancia los procedimientos yóguicos, dependiendo, en mayor o menor medida, de las diferentes
escuelas del budismo mahayana del Tíbet. Se requeriría una
obra extensa para abordar con minuciosidad los denominados
yogas tibetanos y, sobre todo, «las seis doctrinas de Naropa»,
el discípulo predilecto de Tilopa y a su vez mentor de Marpa.
Aunque la secta gelugpa se inclina más por los *sutras* que por
los tantras, también se sirve de la disciplina del yoga, pues es el
método que han incorporado todas las enseñanzas espirituales
a su seno para que no quedarse en una metafísica no transformativa, por sutil y elevada que sea. En este sentido, el yoga es
transformación y el tantra es eminentemente práctico, aunque
esté teñido de esoterismo. Abordemos, con poder de síntesis,
los diferentes yogas tántricos del budismo tibetano. Hay que
destacar:

- Yoga del Gran Símbolo o Mahamudra.
- Yoga del Hum.
- Yoga del Vacío.
- Yoga de la subyugación del yo.
- Yoga de las seis doctrinas:
  - Doctrina del calor.
  - Doctrina del cuerpo ilusorio.
  - Doctrina del estado onírico.
  - Doctrina de la Clara Luz.
  - Doctrina del estado *post mortem*.
  - Doctrina de la transferencia de la consciencia.

Mahamudra

Con esta técnica se trata de percibir la vacuidad de todos los fenómenos, comenzando con los de la propia mente, pues, en lo profundo, libre de pensamientos y apegos, es decir, libre de ego, esta es vacua e ilimitada. Pero, como la mente ordinaria está enganchada por las dualidades, la persona vive en un escenario de luces y sombras, de apariencias y muselinas, de espaldas a la mente quieta. En este ejercicio, el meditador trata de observar con distancia y desapego el trasiego de los pensamientos, considerándolos ausentes de entidad. No se los apropia, los contempla como transitorios. Trata de desencadenar una visión penetrativa, que pueda establecerse en la mente pura y no egoica, allende las ideaciones o reacciones egocéntricas, para percibirla luminosa e imperturbada. Así, la mente, al irse liberando de contenidos y mediante la autovisión penetrativa, capta su propia esencia. Los pensamientos son como nubes que vienen y van en el cielo vacuo de la mente. Es la búsqueda de la esencia mental de la que surgen todas las cosas sin identidad propia, vagando sin sustancia.

Yoga del *Hum*

Tiene por objeto liberar la mente de todo impedimento y negatividad para alcanzar su lado más puro y vacuo, pues solo en él puede brotar la Sabiduría transformativa y liberadora. De acuerdo con el Buda, en este estado también puede alcanzarse la percepción clarividente de que todo fenómeno es insatisfactorio, transitorio y ausente de yoidad, o sea, insustancial. Mediante este yoga se limpia la mente y se recupera la consciencia clara. El practicante se sirve de un *mantra* de poder, HUM, que neutraliza las trabas mentales y vuelve la mente hacia su naturaleza pura.

El yoga del Vacío

Insiste en la práctica de la reflexión profunda, la meditación y la utilización del entendimiento correcto y penetrativo para conseguir una visión intuitiva. La vacuidad es el soporte de todo ello, y debe llegar a ser captada supraconscientemente, toda vez que el razonamiento ordinario no transforma ni libera. Mediante el entendimiento intuitivo se comprende que todo lo constituido es vacuo, es decir, insustancial, sin entidad permanente. El texto más destacado en este sentido es el célebre *Prajña-paramita*, que invita al cultivo de la visión penetrativa y la aprehensión de la vacuidad.

El yoga de la subyugación del ego

Enraiza con la religión bon y es marcadamente chamánico. Se apoya en una danza mistérica e iniciática para liberar al practicante de las potencias malignas y someter el ego. La danza es conocida con el vocablo *chod* y es de un carácter mágico y sacramental. Va acompañada de recitación de mantras, visualizaciones y la representación del propio *yidam* (deidad tutelar).

Yoga de las seis doctrinas

Se le conoce también como el yoga de Naropa e incluye:

Doctrina del calor

Se sirve de eficaces técnicas psicosomáticas y sofisticadas visualizaciones para elevar la temperatura del cuerpo y activar, asimismo, la energía *kundalini* y la iluminación de los chakras. No se trata solo de un calor corporal, sino psíquico y purificado, que exige un gran trabajo sobre el *prana* y sus derivados. Se utilizan visualizaciones muy elaboradas y apoyadas por ejercicios hatha-yóguicos.

Doctrina del cuerpo ilusorio

Mediante distintas investigaciones y técnicas para desencadenar la intuición mística, el practicante va entendiendo supraconscientemente que todo es ilusorio, como un sueño, sin realidad intrínseca, pues lo único real es la vacuidad. Se utilizan diversos procedimientos, como el de concentrarse en la imagen del propio cuerpo proyectada en un espejo, vacua e impermanente. Así, el practicante va desarrollando la aprehensión de que todo es fenoménico e inestable.

Doctrina del estado onírico

Contemplando los sueños como irreales, vacuos, transitorios e inestables, el practicante traslada esa visión o entendimiento a los fenómenos de la vida cotidiana, producto del *samsara*. También se llevan a cabo visualizaciones en este sentido, para que el practicante considere que todo está hecho de la materia evanescente y mudable de los sueños, que surgen y se desvanecen en el vacío.

Doctrina de la Clara Luz

Mediante determinados ejercicios el yogui se adiestra en captar la Clara Luz, que surge cuando se está a las puertas de la muerte y que puede utilizarse como herramienta liberatoria. Esa Luz es la Conscinecia pura e inafectada que se sitúa más allá de la mente ordinaria, sometida a toda suerte de trabas y engaños, identificada con el *samsara* o lo ilusorio. En la Clara Luz brota la sabiduría liberatoria.

Doctrina del estado *post mortem*

Entre la muerte y el siguiente renacimiento existe un estado intermedio que se denomina *bardo* y que ofrece una oportunidad única para que una persona yóguicamente entrenada, supere la confusión del momento y la irrupción de los contenidos inconscientes, alcanzando la Liberación.

Doctrina de la transferencia de la consciencia

Es la más esotérica, pues nos indica que el yogui puede transferir su consciencia lúcidamente y sin desfallecer cuando va a morir, canalizando toda la energía al Sahasrara, el loto de los mil pétalos, y sacándola a través de la sutura que hay en la cima de la cabeza, el *brahmarandra*. A este yoga se le conoce como *powa* y se dice que, si se domina, al morir no hay desfallecimiento, sino lucidez.

La mayoría de los yogas tibetanos se apoyan en la recitación mántrica, en visualizaciones muy elaboradas, y algunos en técnicas de yogas tantrizados. Los procedimientos son a menudo tan complejos que requieren un guía muy ilustrado y experimentado.

En el Tíbet también florecieron los ermitaños (*gomtchen*), que no seguían la senda de las normas o el camino reglado propio del monasterio, sino que emprendían la búsqueda en solitario, aislándose en cuevas o ermitas. Numerosos ascetas tibetanos (*naldjorpas*) se servían de cabañas o cuevas (*riteus*) para llevar a cabo su adiestramiento espiritual, en completa soledad. También los monjes y lamas podían hacer retiros, incluso muy prolongados, en casitas próximas al monasterio (*tsham*). Por ejemplo, el alto lama Kalu Rimpoché, que entrevisté en varias ocasiones (parte de dichas entrevistas están incluidas en mi obra *Conversaciones con lamas y sabios budistas*), observó rigurosos retiros durante muchos años.

Los naldjorpas seguían el denominado «camino directo», fuera de los monasterios, en busca de la visión penetrante que conduce a la Liberación. Se servían de técnicas yóguicas y tenían que buscar un maestro que los instruyera. Este fue el caso del renunciante modélico Jetsum Milarepa, ejemplo de un yogui eremita que, según dice la leyenda, de tanto comer ortigas su piel se tornó verde.

APÉNDICE IV.
Consideraciones esenciales

Hasta donde ha sido posible, porque nunca faltan limitaciones de espacio, he tratado de enriquecer esta obra con un buen número de solventes enseñanzas y métodos fiables, poniendo énfasis, primordialmente, en el inspirador y revelador tronco del *radja-yoga* –el yoga real, el «yoga del rey de reyes» (*rajadhiraja-yoga*)– y en todas las modalidades y técnicas yóguicas que resultan magníficas y eficientes como coadyuvantes. Lamentablemente, en los últimos tiempos se ha prestado tanta y tan exagerada atención, incluso obsesión, a las *asanas* que se han dejado de lado formas de yoga tan esenciales y medulares como el *radja-yoga*, sobre el que pivotan otros yogas. Incluso el *hatha-yoga* auténtico se ha visto afectado, pues alcanza todo su valor y efectividad al servicio del *radja-yoga*, practicándose sus técnicas con una actitud radja-yóguica. Puesto que el dominio de la mente y la consecución del estado de *nirodha* no son nada fáciles, el radja-yogui complementa su práctica con esta y otras modalidades, para poder rescatar importantes energías psicosomáticas que serán de inmensa utilidad en la senda que conduce a sobrepasar la consciencia ordinaria. Sin duda, la práctica del *radja-yoga* acrisola un tipo especial de actitud de gran apoyo a la vida diaria.

Recojo en este apéndice una síntesis de las muy largas conversaciones que, noche tras noche, mantuve con Rafael Campeny, una de las personas más agudas con las que he tratado a lo largo de mi vida, y que conocí cuando se presentó de repente en la clase de meditación que yo iba a impartir en Shadak. Recién llegaba de efectuar un prolongado retiro en un monasterio en las afueras de Katmandú; asimismo, había vivido seis meses en una barcaza en el Ganges y su formación mental y espiritual era apabullante, con conocimientos espirituales e iniciáticos inabarcables. Le he considerado siempre un vagabundo del *Dharma*, capaz de vivir en grandes ciudades, como París, en condiciones extremadamente difíciles y ascéticas, y dedicado a la lectura, la reflexión y la meditación. En dos temporadas, espaciadas entre ellas por unos meses, estuvo en Madrid e incluso la segunda de ellas vivió en mi casa y así pudimos indagar juntos en la última realidad y los más diversos aspectos del yoga y la espiritualidad india. Desde que tuvimos ocasión de conocernos, comenzamos a investigar juntos. Era un impresionante manantial de conocimientos, básicamente un radja-yogui y un gnana-yogui. Aunque era marino mercante de profesión, dedicó toda su vida a rastrear la última realidad. Rafael era dueño de unos inmensos conocimientos, tanto de la espiritualidad oriental como de la occidental, así como de las escuelas iniciáticas. Aunque resumidas, estas conversaciones y puntos de vista favorecerán el trabajo de discernimiento del lector, pues me he centrado en el tema relacionado con esta obra. A lo largo de la tradición espiritual de la India, se nos ha invitado a escuchar (o leer), reflexionar, experimentar e incorporar a nuestras vidas lo que nos ayude espiritualmente y descartar lo que no lo haga. Por eso el yoga es, básicamente, método y experiencia, y todas las enseñanzas que se nos imparten es para corroborarlas por nosotros mismos e incluso conducirlas a la vida cotidiana, el escenario en el que podemos validar instrucciones y técnicas. Comparto algunas enseñanzas de Rafael Campeny:

> Para la percepción definitiva del Sí-mismo se requiere la inhibición de las ideaciones. Eso es indudable. Los procesos mentales son los que nos unen al *alius*, lo que nos aliena y lo que nos apega, por consiguiente, lo que impide el *kaivalya*, el aislamiento, la emancipación.

> «Conseguir el silencio interior es necesario. Sin ninguna duda. Es la manera de superar los deseos incontrolados, esos meteoritos que desbaratan la atención y la mente, que irrumpen abrasivamente. Hay que aprender a cambiar el ángulo de espejos en la mente, a obtener una visión distinta. Esa mutación es necesaria en el nivel más bajo para armonizarnos psicológicamente, pero en el nivel de la realización más alta tiene que ser de una profundidad extraordinaria. Los cristianos lo han realizado a través de la atención puesta en Jesús, como un yogui la puede poner

en Ishvara o Shiva, que se convierten en soportes concentrativos, y que ayudan, si de verdad se sigue el *sadhana* o disciplina, a no degradar, sino a permanecer en la senda del retorno o del camino ascensional. En cuanto a la percepción del Sí-mismo, tiene que convertirse en un hecho real y no puramente ideacional. De otro modo no hay avance espiritual. Ello exige una transmutación; más aún: una inversión de valores».

«Al comenzar a trabajar en el terreno de la atención consciente, uno se percata de la dificultad que representa. Enorme. Y quizá aún más difícil resulta para el occidental. Para hacer posible el trabajo sobre el cultivo de la atención mental, se nos han dado soportes pedagógicos, tales como la identificación con la oración o la meditación o la contemplación. Creo que bastan esos soportes para conducir a la persona al umbral de una verdadera atención. Los orientales se han caracterizado en este plano por un forcejeo para lograr la intensificación de la consciencia y han comprobado que dichos soportes les han sido muy útiles, sobre todo cuando han sido mostrados por maestros fiables».

«El esfuerzo es necesario. Sin este, la persona se debilita más y se torna más inepta en la senda del autodesarrollo. En todas las tradiciones han surgido estas tendencias hacia la mecanicidad. El occidental tiene que recuperar la musculatura psíquica para poder seguir la senda de la autorrealización, recobrar la zancada, por así decirlo. Hay algunos que sí, que no se dejan vencer por la pereza y la mecanicidad, como si estuvieran predestinados a seguir la senda hacia adentro, a convertirse en atletas del espíritu. Y esos luchan por ello a través de mil dificultades. Estos atletas del espíritu intuyen que están preparados para la ascensión espiritual y, aun si sus capacidades mentales, psíquicas o espirituales no son suficientes, las trabajan y mejoran».

«El ser humano está a medio camino, pero la madurez real o autorrealización puede alcanzarla mediante la "farmacopea", esas técnicas psicológicas que representan el *sadhana*. Pero es cierto que las influencias negativas de la sociedad interfieren en el proceso de maduración y autorrealización de la persona, y el que siente esta limitación percibe una especie de claustrofobia anímica. Para los que saben ver, eso produce angustia. Pero hay que trabajar sobre uno mismo allí donde estemos. Tenemos que seguir un proceso de reducción de enemigos interiores y un proceso de clarificación. El discernimiento claro o *viveka* es imprescindible; el conocimiento, cierto. Sin embargo, se utilizan los mensajes del pasado, de los grandes del espíritu, como una curiosidad intelectual, pero no transformativa. Y así se va produciendo un caso de quiebra. La única manera fructífera de crecer interiormente es no dejarse "embaucar" y dormir por la sociedad. Es difícil, siempre lo ha sido. Hay que estar sin estar, quizá expelerse a uno mismo. ¿Qué hicieron desde antaño los *sadhus* y *sannyasins* de la India? Salirse de la ortodoxia fosilizada, apartarse de la sociedad, aunque estando en la sociedad, pero de otro modo, con otra actitud, con otro estilo de vida».

«El yoga propone un psicotrasnsformismo, una profunda mutación psicológica. Es un viaje desde la mente no transformada o dormida a la mente transformada y despierta. ¡Qué formidable viaje! El yoga, como método que es, puede operar en distintas capas del ser humano. En Occidente se utiliza mucho para operar sobre la capa nerviosa y tratar así de superar el desequilibrio que tanto nos aliena y nos crea conflicto. En este sentido, resulta innegable que el yoga es de una ayuda extraordinaria, pues nos sirve mucho para centrarnos. Nadie que conozca de verdad el yoga o lo practique podría negarlo. Y el hecho de que se perpetúe milenio tras milenio demuestra su eficacia y solvencia, porque de otro modo ya hubiera quedado hace mucho abandonado. Pero hay que ascender a otras capas y, cuando se ha logrado el equilibrio en la capa nerviosa, se tiene que pasar al siguiente "piso" o plano. El poder del yoga es tan enorme que puede crear una combustión transformativa tanto en nuestros planos periféricos como en los más profundos. La misma postura yoga o *asana*, la posición del cuerpo, es un lenguaje como otro, igual que la silueta de un ave. Y es un lenguaje universal. De hecho, según nuestro estado de ánimo, sea amedrentado, contento, insatisfecho, seguro o inseguro, todos nosotros, incluido el animal, adoptamos una u otra posición. Un cierto sistema de *asanas* que cambie el repertorio habitual evidentemente modificará nuestro interior, sobre todo si se ejecuta con la consciencia que hay que implicar, y así el mismo esquema corporal actúa sobre la psiquis, siendo puente de comunicación con la Fuente misma de donde todo emana. A través del cuerpo uno se dirige hacia su propia identidad, pero es

necesario practicar el *hatha-yoga* auténtico. Hay una reciprocidad. Una influencia recíproca entre el cuerpo y la mente, entre la
mente y el cuerpo. Se abre la comunicación entre los planos más
densos y los más sutiles. A través de yoga tenemos que ir desarrollando, tanto como sea posible, la actitud de ecuanimidad, que
es como ganar "un eje de imparcialidad", una visión pura. Es la
visión objetiva».

«¿Cómo entender esa visión objetiva? El que la posee es porque
ha adquirido un plano de visión distinta y separada de su visión
ordinaria y subjetiva, impura y distorsionada, que es *maya* y no
prana. El ego tiene que quedar en suspenso. Esa visión pura se
caracteriza por un desapego total. Se convierte en el centro de
una circunferencia que no está en ninguna parte. Conecta con el
vacío. Es como la serpiente que cambia su piel y deja su piel en
el suelo. El apego a esta piel o a la piel del cuerpo desaparece, y
no queda más que como un recuerdo, como una batería pránica,
pero sin *prana*».

«El yoga invita al desapego. El apego es una dirección. Si me
apego a algo, es que me proyecto hacia ese algo; es un movimiento hacia el objeto del apego. Y de ese apego nacen la concu-
piscencia, los celos, la codicia y demás. El desapego no toma la
dirección hacia ningún objeto de apego, puesto que no hay movimiento que lo dirija. El desapego empieza, pues, en la mente. Pero la memoria alimenta muchos de nuestros apegos. Ahora
bien, el recuerdo del apego, si ejercitamos el desapego, solo con-

tará con una energía residual que podremos frenar o disolver. Hay que enfriar el apego. El yogui trata de desarticular todo el mecanismo del apego y establecerse en el desapego, o situarse más allá de sus tendencias de avidez y posesividad, conectando con su ser interior. En el *kaivalya* no hay apego, no puede haberlo. Sin embargo, en el complejo cuerpo-mente hay una continuada tendencia al deseo y de ahí surge el apego. Todo nos imanta, pero porque nuestra naturaleza (*prakriti*, sustancia primordial) se deja imantar, tomar, identificarse y crear aferramiento. Hay que romper, como hace el yogui, esa tendencia, y aquí de nuevo necesitamos el sadhana. La *prakriti* nos esclaviza, pero podemos romper sus cadenas, en cuanto que, mediante la disciplina, logramos máxima ecuanimidad y estabilidad, logramos estar a caballo entre los dos extremos de ánimo. Las técnicas del yoga son mucho más empíricas que reveladas. Lo que cuenta es la experiencia propia. Tenemos que recurrir al adiestramiento e ir subiendo por los diferentes planos de la consciencia, hasta abrir el máximo discernimiento. Hay que neutralizar la molécula de *kama* (deseo). El apego no deja ver y frustra toda posible evolución consciente. De acuerdo a los hindúes, genera *karma*, que solo puede ser contrarrestado mediante el esfuerzo y el desapego».

«No solo hay que conseguir destellos pasajeros del Sí-mismo, sino que hay que conquistar escalones permanentes de ascensión. Hablamos de marcha hacia el Sí-mismo, pero no es una marcha, puesto que ya estamos en el Sí-mismo. Sin embargo, la identificación perversa con lo que no es el Sí-mismo nos hace vivir en descomposición y autoengaño, y no en el Buda. Se trata de hacer este camino, aunque no sea un camino, antes de morir. Hay que conseguir una mente que no se centrifugue y que experimente su Fuente. Eso es lo que se obtiene con *kaivalya*, que solo se consigue mediante el adiestramiento y la percepción supramental. Yoga: la vuelta allí donde en realidad nunca hemos dejado de estar. Hay que ser un doblemente nacido, en el sentido de dejar atrás todo lo que nos identifica y enfocarnos directamente sobre el Ser».

«Tenemos que empeñarnos en ir consiguiendo una mente meditacional, nacida de la meditación, que sea capaz de conectar con el ángulo de quietud y no estar identificándonos con todo y sometiéndonos a esclavitud. Ya que estamos en este desconcertante y caótico *samsara*, no dejarnos acaparar por él. Eso es yoga. Solo desde la mente meditativa o nacida de meditación, y sabiendo estar más allá de la *maya* de la mente, podemos perforar la mente egocéntrica e ir más allá de ella y percibir lo que merece la pena percibirse. Conseguir una mente no egocéntrica y más allá de los *samskaras* o tendencias subyacentes. Es la mente independiente, más allá de preferencias, en la reconfortante neutralidad de la ecuanimidad. Es la médula. No dejar que el que ve se implique en lo visto con asociaciones de ideas, reacciones, modelos o clichés, sino ver. La visión pura y penetrativa. Y entonces la gran transformación comienza, porque llevamos al campo de la experiencia lo que solo era ideacional. *Vivekakhyati*: la visión de lo que es. Consciencia más allá de la consciencia. Te fundes con el "veedor" que no mide, ni elige, ni se implica, que solo ve, con ecuanimidad, sin reactividad; otra mente surge. Dejas un molde que ya no sirve. Eclosiona una energía nueva que se escondía en otro lado de la mente. Fácil no es. *Moksha*, la gran recompensa, la verdadera libertad interior, que nace de una mente pura e independiente».

Epílogo

El yoga es un tema tan extenso y profundo que he considerado necesario y oportuno agregar este epílogo para ahondar en algunos de sus aspectos más esenciales y que configuran su columna vertebral.

Haciendo cierto el adagio «No hay peor mentira que una verdad a medias», el mayor daño que se le ha hecho al yoga en estas últimas décadas es haberlo presentado fragmentado y distorsionado, hasta un punto realmente esperpéntico. Demasiado a menudo se ha enseñado una visión deformada de esta milenaria disciplina, y esto ha generado mucha confusión en personas que no han tenido la paciencia o la motivación necesarias para cuestionar y seguir indagando. Incluso se han adoptado formas de «yoga» que nada tienen que ver con el verdadero yoga. La distorsión ha sido aún mayor en modalidades como el *hatha-yoga*, el *tantra-yoga* o el *kundalini-yoga*. En cuanto a los «yogas» atléticos, el falseamiento y el despropósito han sido totales, hasta tal punto que, para justificarlos y concederles una especie de «credenciales» o un toque de tradición, se ha hablado de textos inexistentes, añadiendo falaces explicaciones de por qué han desaparecido.

La atención al cuerpo como herramienta salvífica o instrumento liberatorio nada tiene que ver con el apego o el culto al mismo, y esa tendencia a agitarlo en lugar de utilizarlo como medio de quietud y desapego es aberrante y ajena al genuino yoga. Si el yoga –sobre todo los yogas tardíos y tantrizados– revalorizó la corporeidad, no fue para identificarse ciegamente con ella y generar una atadura, sino para poder servirse del cuerpo, vehículo del ser o *purusha*, en este plano del *samsara*, como medio para interiorizarse, aquietarse y, finalmente, trascender.

Al ser el yoga un inmenso río de Sabiduría que ha recogido tantas corrientes místicas, metafísicas, ascéticas y religiosas, muchas veces no es fácil, ni siquiera para el más avezado y aplicado explorador del tema, columbrar las verdaderas raíces de esta disciplina. La esencia del yoga es, por fortuna, espiritual y no religiosa. El yoga es un método aséptico de enseñanzas adogmáticas para el autodesarrollo, una guía para caminar por la larga senda hacia la autorrealización. Por eso, ha sabido ir incorporando a su seno las instrucciones espirituales y los procedimientos que los maestros experimentados han aportado. Estas deben entenderse como técnicas psicomentales y psico-espirituales que el practicante tiene que constatar por sí mismo sin ceder a la creencia ciega, poniendo a prueba los métodos y utilizando el discernimiento. Los diversos caminos que se muestran son en realidad puntos de partida, pero la finalidad es hacer la propia senda, la senda sin senda, por la que se llega a la luz del aprendizaje. Así, el maestro exterior no es más que un mentor que tiene por objeto primordial conducir al aspirante a su propio maestro interior. El verdadero maestro jamás ata; el verdadero maestro libera y convierte al aspirante en su propio guía. Esto no quiere decir que un buen mentor (sobre todo si es honesto en su método de enseñanza y no adoctrina al discípulo o trata de condicionarle o hacerle dependiente de él) no sea de gran utilidad. Muy diferentes son aquellos «maestros» de masas, producto de un orquestado *marketing*, que no practican lo que predican y están cegados por la arena de la codicia, como diría el Buda, y, por supuesto, por su patológico egocentrismo. Servir a ese tipo de maestro es alimentar al enemigo. La labor del verdadero mentor consiste en procurar al discípulo las enseñanzas y los métodos para que este pueda transformarse y encontrar la libertad interior y la autorrealización por sí mismo.

Debido a su dilatada historia, en el yoga han convivido enfoques aparentemente contrapuestos, desde los más estrictos y ortodoxos hasta los más heterodoxos y al margen de toda institución u organización. Así, en la senda de esta práctica se han codeado los teístas y los ateos, los que respetan una tradición y unas creencias y los que no; los que siguen una enseñanza reglada (el camino de las normas) y los que siguen una basada en las propias experiencias (el camino de las técnicas); los que abogan por la vida monástica y los que siguen el camino en solitario; los renunciantes o *sannyasins* y los que consideran que no es necesario dejar la vida ordinaria. Codo con codo, han marchado los que se inclinan más por el rito y los mantras y los que ponen el empeño en el sacrificio interior y la introspección; los que no conceden la menor importancia a la praxis somática y los que se apoyan en ella como un valioso método de reintegración; los que siguen estrictamente las escrituras y los que las ignoran. Todos ellos han caminado por la misma senda hacia lo incondicionado, pero, a modo de conveniencia, sus diferencias nos pueden llevar a distinguir entre los yogas más antiguos y místicos y los más tardíos y tantrizados. En este sendero hacia lo inefable, también nos topamos con preceptores anárquicos que incluso han formado parte, por sus actitudes y métodos nada ortodoxos, de la denominada corriente de la «sabiduría loca», que muchas veces ha servido de falaz pretexto para que algunos desaprensivos «mentores» hayan cometido toda suerte de despropósitos, enmascarándose y justificando toda clase de desmanes como métodos especiales de enseñanza. Y, finalmente, en ese sendero han convivido los maestros que ponen el énfasis en la devoción y los que lo ponen en la inteligencia discriminativa; unos insisten en la última realidad como el Todo y otros la llaman el Vacío…, y por supuesto también encontramos a los que predican el «ni todo ni nada». La cuestión aquí es que todas las enseñanzas son, a la postre, solo puntos de partida. El neófito tiene que practicar incansablemente, siguiendo una u otra vía, para mutar su psique, convertirse en un adepto y trascender su condición humana, puesto que el *jivanmuka* o liberado-viviente se rige por otras leyes psicológicas y mentales a las ordinarias.

El yogui aspira a encontrar los métodos necesarios para elevar y expandir la consciencia, y le da la bienvenida a aquellas enseñanzas y técnicas para acelerar y, si es posible, completar la ansiada evolución consciente. Busca desasirse del *samsara* y sustraerse de la seductora y enceguecedora fuerza de la *prakriti* o sustancia material; es decir, busca independizarse interiormente y convertirse en un *kevalin* o liberado. La empresa es tan ardua que toda ayuda es de valorar. Hay que romper muchos límites, comenzando por la mente que nos engaña con su pensamiento binario, sus pares de opuestos. De ahí que haya técnicas muy elaboradas para conseguir la superación o conjunción de los opuestos mentales, lo que abre un campo de percepción y visión realmente extraordinario. Esto representa un gran salto de lo aparente a lo real, de la *prakriti* al *purusha*, de lo ilusorio a la última realidad. En esta tarea, no es posible regatear esfuerzos, por más que los holgazanes nos aseguren lo contrario, apelando al *sahaja-yoga* o yoga natural, que solo puede sobrevenir cuando se ha efectuado el trabajo consistente y necesario para ello.

Por lo que sabemos, existieron grandes exploradores de la consciencia, los denominados *siddhas* o grandes liberados-vivientes, expertos en el dominio del cuerpo, la mente y las energías, incansables experimentadores en su propio laboratorio psicosomático. No puede decirse cuántos fueron en realidad, pero, de acuerdo a la Tradición, formaron una cadena o linaje de ochenta y cuatro. Muchos de ellos fueron alquimistas espirituales con los conocimientos para armonizar e incluso sanar el cuerpo. Llegaron a dominar una ciencia llamada *kayana-sadhana*, que no solo consistía en el control del cuerpo físico, sino también del energético y el psicomental. Más adelante volveré sobre estos yoguis alquimistas, parte de los cuales fueron, sin la menor duda, precursores del auténtico *hatha-yoga*. Se trata de los naths, entre los que destacan Matsyendra y Goraksha, que tuvieron varios discípulos aventajados. Estamos hablando de alrededor del siglo x, cuando todavía faltaban dos o tres siglos, seguramente, para que empezara a florecer la literatura hatha-yóguica, que le confiere a esta modalidad un subsuelo realmente sólido, solvente y fiable del que carecen los yogas atléticos.

Hace unos años tuve ocasión, en mis larguísimos desplazamientos por la India, de ver miembros de la orden de los naths, llamada Kanphata, a los que se puede distinguir por llevar fisurados los lóbulos de las orejas. No pude comprobar si mantienen su sabiduría viva, lo que tampoco he podido constatar con certeza cuando me he encontrado con miembros de la secta lingayat, kapalika, aghori u otras. Muchos de estos grupos tienen un carácter marcadamente tántrico (a veces se han dejado contaminar por un tantrismo de baja estofa, basado en la superstición, la magia burda y la hechicería). Algunos de ellos practican el curanderismo, como he visto innumerables veces en Cachemira o en Darjeeling. Son curanderos que venden productos para combatir las enfermedades, y diferentes ungüentos y pomadas para aliviar dolores y procurar masajes terapéuticos.

Aunque haya habido, y haya, muchos falsarios en las filas de los *sadhus* o *sannyasins*, o en otras tradiciones heterodoxas, lo cierto es que dichos movimientos siempre me han apasionado e inspirado porque representan una corriente mística marginal de gran interés –al otro lado de la rígida y encorsetada ortodoxia hindú–, siendo portadores de una sabiduría tradicional basada en la transmisión oral. Las enseñanzas de algunos de los que he entrevistado se incluyen en mi obra *Conversaciones con yoguis*.

Volviendo al nathismo, es muy probable que esta corriente valorase en gran medida las técnicas de control respiratorio. Tan justipreciadas fueron que dieron lugar a una escuela conocida como los pranavadins, que centraban todo su esfuerzo liberatorio en el *pranayama*. Al parecer, esta escuela se ha extinguido, como tantas otras, y por eso en algunos de mis libros indico, con una actitud por completo realista, que parte de la sabiduría del yoga ha podido quedar sepultada a lo largo de los siglos.

Los natha-yoguis buscaban la divinización del cuerpo para convertirlo en la morada o el vehículo apropiado para el Ser en su transitar por esta existencia samsárica. En lugar de ser un obstáculo, el cuerpo era una valiosísima ayuda. Esta divinización hay que entenderla como una «sutilización» del cuerpo, no solo del físico, sino también del energético. Para sutilizarlo recurrían a un tipo muy especial de alimentación (el ayuno), el estrecho control sobre las funciones corporales, sofisticadas técnicas mentales y elaboradas visualizaciones, y la ingesta precisa de hierbas, mercurio y oro, que, según he comprobado, todavía hoy se recetan. Los natha-yoguis trabajaban a fondo sobre la armonización de los principios orgánicos y la canalización de las energías, incidiendo en los puntos vitales y en los centros sutiles con diferentes técnicas, tratando de alertar los depósitos o reservorios de energía aletargada. En definitiva, buscaban canalizar la sustancia vital, primordial o rasa. En mis clases, me gusta referirme a esa energía como «el segundo aliento», en cuanto que en un momento dado, cuando las circunstancias extremas lo requieren, se pone en marcha, brindando a las personas un poder interior del que parecían carecer, o dotándolas incluso de una fortaleza física imprevisible. En determinadas situaciones, el esfuerzo bien canalizado y la intensa motivación pueden poner en marcha ese «segundo aliento», convirtiéndolo en un magnífico aliado. A menudo dispersamos mucha energía por mecanicidad y, sobre todo, por un uso indebido de la mente y de las emociones, así como de muchos automatismos físicos. En ese sentido, el yoga es también un método para reunificar las energías dispersas. Por eso, muchas técnicas del yoga tratan de purificar el sistema nervioso para poder acopiar energía. La vitalidad o fuerza vital depende mucho de la armonización del cuerpo y la mente, y el *pranayama* es un método idóneo para llevar a cabo esta tarea. También existen prácticas que deben ser inteligentemente aplicadas, como el ayuno, el esfuerzo intenso pero bien controlado, determinados ejercicios psicosomáticos, algunas visualizaciones y diversas técnicas de acumulación energética. La actitud vital también cuenta, por aquel principio inexorable de «lo que a unos debilita a otros fortalece». La voluntad misma es una energía muy poderosa, y que el yogui valora de veras, porque su adiestramiento genera mucho poder interior y resistencia anímica. El hatha-yogui que sigue la genuina tradición utiliza todos estos medios para la purificación de los elementos físicos (*butasudhi*), buscando actualizar potencias somáticas que le serán muy útiles en el proceso de autodesarrollo. Bien es cierto, y hay que comprenderlo de este modo, que son pocas las personas que se sirven de un *hatha-yoga* introspectivo. No buscan un adelanto espiritual ni la evolución de la consciencia, sino sentirse bien física y mentalmente, lo que sin duda puede alcanzarse perfectamente con la práctica de las técnicas hatha-yóguicas.

Hasta dónde se puede llegar en el yoga, depende mucho de uno mismo. La impaciencia y la irregularidad en la práctica son muy malas compañeras. Hacer de esta un hábito para incorporarla a la propia vida es una medida muy determinante que convierte el yoga en una actitud vital. Pero la práctica nunca debe tomarse como un penoso deber, pues ese es un enfoque muy equivocado y que levanta muchas resistencias. Debe tomarse como una valiosa oportunidad para transformarse y evolucionar y, desde luego, para conseguir un bien tan preciado como la paz interior. El esfuerzo consistente y bien aplicado, así como el desapego son grandes y fieles aliados en la senda del yoga. También, sin duda, el discernimiento irreductible y el entendimiento correcto. Un obstáculo a vencer es la especulación filosófica o la elucubración metafísica. En el seno del yoga se admiten todas estas, pero solamente como puntos de partida, teniendo siempre claro que polémicas y controversias son inútiles y que la mente ordinaria debe reeducarse lo suficiente como para poder ser trascendida. Las sendas son muy numerosas, pero deben conducir a la Senda que se dirige realmente al objetivo: la Liberación. Esto no quiere decir que no valoremos todas las claves y métodos de los que el yoga nos abastece para poder sentirnos mejor física y mentalmente. En la medida en que nos sintamos mejor, también será más fácil y productivo el trabajo sobre nosotros mismos.

Urge recuperar la verdadera esencia del yoga. Lo que ha sucedido con esta disciplina en la India a lo largo de décadas ha sido un desastre; y lo que ha acontecido en Occidente, aun habiendo encomiables excepciones, una verdadera calamidad. Desde hace una treintena de años comenzó a imponerse el que podríamos denominar yoga americanizado o yoguismo, es decir, puro ejercicio físico sin otras miras. En esta tergiversación, hoy en día resulta difícil separar el culturismo de las *asanas* del *hatha-yoga*. Hay que confiar, empero, en la capacidad de inteligentes espíritus occidentales que podrán discernir entre los verdaderos principios del yoga y un yoga mixtificado y degradado. No soy tan optimista a la hora de creer que en Occidente pueda restituirse el auténtico yoga. Incluso tampoco en la India, donde esta práctica ha venido tan a menos en las últimas décadas que se ha convertido en una suerte de exótica gimnasia, por un lado, o de pseudorreligión edulcorada y «catequista», por el otro. Ni una ni otra vertiente tienen nada que ver con el auténtico yoga.

En noventa y nueve ocasiones he viajado a la India y puedo decir que, en un intento sostenido, y a veces desesperado, por rescatar parte de la sabiduría del auténtico yoga, he recorrido el noventa por ciento de su territorio. Incluso he expuesto mi vida más de una vez y he entrevistado a decenas de mentores, yoguis, eremitas y maestros de diferentes tendencias. Todo esto se recoge en mi libro *Conversaciones con yoguis*.

Mi irreductible insistencia ha conseguido que mi amigo Basilio Tucci, propietario de la editorial ELA, haya publicado una de las cuatro obras de Theos Bernard, titulada *Hatha Yoga*. Inquebrantable y sutil, mi vínculo establecido con Theos Bernard viene de muy atrás. Entre nosotros han existido significativos paralelismos, como, por ejemplo, que él fuera uno de los introductores del yoga en su país, América, y muchos años después, yo en el mío. Él abrió su estudio de yoga en el centro de Nueva York y yo en Madrid. También, nuestro compartido entusiasmo por la India y sus tradiciones y cultura mística, o nuestro vivo interés por esas hermosas localidades que son Darjeeling y Kalimpong; nuestro afán por conocer maestros e incursionar en sus conocimientos, y nuestra admiración por los *sadhus*, sin perder nosotros la condición de yoguis urbanitas.

Sin que fuera de una manera premeditada ni mucho menos, seguí sus huellas en la India y recorrí numerosas veces zonas que Theos Bernard había hollado más de tres décadas antes, como las tierras fecundas del Himachal Pradesh o las planicies de Bengala, los senderos del Sikkim y las ásperas áreas del estado de Lahaul. Al igual que él, en diversas ocasiones he hecho la ruta que conduce desde Tabo hasta el monasterio de Ky, donde se creyó que pudo estar refugiado cuando se le empezó a echar en falta. Lamentablemente, lo cierto fue que unos fanáticos hindúes le dieron muerte y arrojaron su cuerpo a un río, al lado del cual he estado meditando las numerosas veces que he pasado por allí.

Muchas cosas me identifican con Theos Bernard (no viene ahora al caso puntualizarlas), pero sí debo y quiero destacar que hemos llegado, cada uno por nuestro lado y con una separación en tiempo cronológico de más de tres décadas, a conclusiones muy similares con respecto a la situación del yoga en la India en los últimos tiempos, por lo que no me resisto en absoluto a transcribir algunas de sus opiniones, que deberían servirnos de aviso con respecto a esta milenaria disciplina: «El estudio sistemático del Yoga –escribe Bernard– ha decaído en los últimos siglos a causa de la indolencia, la ignorancia y la inescrupulosidad de sus partidarios». Y agrega: «Actualmente, solo son accesibles al investigador los restos del verdadero Yoga. Aún en la India, la patria del Yoga, prevalece al respecto en general una ignorancia suprema, crítica que no excluye a los círculos más cultos. El Yoga ha sido una de las partes descuidas de la instrucción de la India Oriental».

Hasta donde yo he podido constatar, y he dedicado buena parte de mi vida a ello, las cosas no han mejorado especialmente. Por el contrario, siendo honestos y realistas, en muchos aspectos han empeorado. A manera de ejemplo, cuando en 1972 entrevisté al presidente de la Misión Ramakrisna y sucesor directo de Sri Ramkishna en su sede de Belur Math (Calcuta), me dijo condolido: «¡Ah, Rishikesh, antaño tierra de santos, ya no es ni mucho menos lo que era!». Casi medio siglo después, Rishikesh es, en su mayoría, un verdadero circo, donde cada uno se desgañita desde su «puesto» para vender su chuchería espiritual. Por si fuera poco, en base a una práctica de cuatrocientas, doscientas o incluso cien horas, uno recibe un «bendecido» diploma de yoga, y todo ello contemplado impasiblemente por algunos gurús de masas que «reinan» en la que ha venido en llamarse desde muy antaño «la morada de los sabios» y donde hoy proliferan tantos mercenarios espirituales.

Esto no quita que la India haya sido la cuna de una insuperable sabiduría mística, así como de los más solventes y eficientes métodos de transformación interior; también, de una excepcional literatura espiritual y metafísica y de extraordinarios pensadores. De la misma manera, en Occidente han surgido magníficos indólogos y escritores de gran peso en el campo del pensamiento de la India y de Oriente, como Évola, Tucci, Eliade, Zimmer, Avalon, Wenz y muchos otros.

Por otro lado, es conveniente apuntar que, bien entendido, el yoga ha sido formidablemente flexible y adogmático, dejándose tomar por innumerables sistemas soteriológicos, que a su vez han influido en esta disciplina. Así, es difícil determinar con toda certeza qué tipo de interrelaciones o recíprocas influencias ha habido entre el yoga, el budismo y el jainismo, por ejemplo. En mis innumerables entrevistas a mentores, yoguis, monjes budistas y jainas, les he escuchado decirme que la meditación *vipassana* ya estaba en el seno del yoga cientos de años antes de que naciera el Buda (aunque este la sistematizara) o que los ocho grados de Patanjali estaban inspirados en el Noble Óctuple Sendero budista. Poniendo un burdo ejemplo, podríamos decir que, del mismo modo que un color del arcoíris matiza otro y por otro es matizado, entre los más grandes sistemas soteriológicos de la India ha habido reciprocidad, sobre todo entre el yoga, el *samkhya*, el budismo y el jainismo. Sin embargo, en este punto estoy más que de acuerdo con Eliade cuando asevera que el yoga es el eje espiritual de la India o incluso de Oriente.

Es una constante en el yoga, y en otras disciplinas de autodesarrollo de Oriente, que la mente ordinaria por sí sola no pueda llegar a un entendimiento realmente transformativo y liberador, y que para poder dar el salto definitivo hacia la consciencia clara e intuitiva, se requiera el dominio de la mente, el control necesario para sustraerse al engañoso y encadenante informe de los sentidos (que generan apego y odio, y por tanto, dependencia y oscuridad) y la fuerza interior o energía para poder llevar a cabo el hondo proceso de mutación psicológica. La ascesis a la que recurre el yoga no es ni mucho menos la que se entiende comúnmente, sino que es una disciplina para acumular energías, activarlas y reorientarlas. El *pranayama*, por ejemplo, es una ascesis, pero no debilita el cuerpo, sino que lo fortalece y purifica en grado sumo; la inmovilidad del cuerpo también es una ascesis para despertar potenciales energéticos aletargados, así como lo es la absorción del pensamiento. Pero aquí se entiende por ascesis una técnica o método de contramecanicidad y desautomatización para ser infinitamente más libre. El dominio se extiende al campo de la mente inconsciente (*chitta*) y se ejerce para, mediante la máxima e inquebrantable ecuanimidad, poder liberarse de la esclavitud de los *samskaras* o impregnaciones inconscientes. Entonces la mente poluta (tendente a la apatía o la ansiedad) se torna mente pura o sáttvica, capaz de elevarse al rango de *Chit* o Conciencia. Así, lo ilusorio (*maya*) queda trascendido. Lo que sucede a partir de entonces no puede ponerse en palabras; es para ser experimentado. El que lo vive ya nunca volverá a ser el mismo. *Chitta* es la sustancia mental que hace posible la elaboración de lo que percibe la mente receptora (*manas*). Tiene una parte sumergida, el subconsciente, donde se generan los *samskaras* que tanto esclavizan a la persona. El yogui trata de solucionar esto convirtiendo la mente en pura o sáttvica. En ese caso, el juicio o *buddhi* se purifica de tal modo que se vuelve un límpido espejo que refleja lo que está más allá de la mente. Unos lo denominan el *purusha* o Sí-mismo, y otros, el Atman o Vacío. Lo cierto es que la palabra es mera conveniencia, ya que nada puede decirse de un estado que por su naturaleza es supramental.

Finalmente, no dejaré de hacer un apunte, por breve que sea, sobre los yoguis alquimistas. En Occidente, los alquimistas ponían todo su empeño en transmutar los metales de baja calidad en metales preciosos, tratando de hallar «la piedra filosofal» e intentando encontrar el denominado «elixir de la inmortalidad». La actividad, pues, se dirigía hacia afuera. Por el contrario, la alquimia yóguica en la India tenía una proyección hacia adentro, y lo que pretendía era transmutar la ignorancia en Sabiduría, la nesciencia en Gnosis, y las cualidades de baja calidad en cualidades preciosas. El trabajo no era hacia afuera, sino hacia adentro. Aunque ello tenga mucho de simbólico, todo esto representa la búsqueda de lo inefable en contraposición a la búsqueda de lo simplemente cotidiano y transitorio. En mi primer y muy prolongado encuentro con el Dalái Lama, tuve a bien obsequiarle una pequeña pieza (realizada por el escultor Jorge Navlet) de un pequeño Buda sentado y con dos cabezas, una cara mirando al frente y la otra, inclinada, como mirando hacia sí mismo. El Dalái Lama, sorprendido, me dijo: «Es la primera vez que veo un Buda con dos cabezas». Le expliqué entonces: «Una cara representa a Occidente, mirando hacia afuera, y la otra, a Oriente, mirando hacia adentro». Esa misma diferencia se ha dado entre la alquimia occidental y la oriental.

Mi relato iniciático y espiritual *El faquir* –que ya ha alcanzado las decimosexta edición– me condujo a hacer una investigación concienzuda de los denominados faquires rasayanis, muchos de ellos versados en elaboradas y eficientes técnicas de alquimia interior, control psicosomático (para despertar todos los potenciales del cuerpo) y métodos para la mutación de la psique. Se tiene casi por cierto que Goraksha, Matsyendra y Nagarjuna eran yoguis alquimistas. Los yoguis alquimistas y faquires rasayanis conocían y regulaban la química del cuerpo, pero siempre en base a crear condiciones físicas y mentales idóneas para activar la evolución de la consciencia.

La escuela de los faquires rasayanis se remonta a muchos siglos atrás. El término *rasayani* puede tomarse como «alquimista», y estos faquires eran expertos en toda clase de técnicas secretas transmitidas de padre a hijo o de mentor a discípulo. Los conocimientos se han ido transmitiendo oralmente, guardados con recelo. Estos faquires se entrenaban para lograr un exhaustivo control sobre el cuerpo, sus funciones y energías, de tal modo que podían superar el dolor y llevar a cabo la muerte consciente. Se adiestraban para desprenderse de las envolturas psicosomáticas y conectar con el denominado «elemento de no-muerte». Convertían la corporeidad en un laboratorio viviente en el que trabajar para trascender, y aún en vida conseguían captar supraconscientemente lo que se ubicaba más allá de la encadenante *prakriti* o sustancia material. Disponían de enseñanzas y métodos para acceder a la Mansión del Silencio (*Nirmana-kala*) o no-mente (*unmani*), donde se revelaba el Ser, y aspiraban a conectar con «el hombre feliz en la cueva del corazón».

Conclusión

El yoga es una disciplina mental y espiritual para alcanzar otro modo de ver, ser y *serse*. Es una vía para aproximarse a lo Real o última realidad, sin importar con qué términos se defina, pues está más allá de cualquier concepto. Pretende la evolución de la consciencia, superar los condicionamientos humanos que han sembrado de horrores nuestra historia, pero que pueden evitarse cuando la mente, que es causa de ofuscación, avaricia y odio, se transforma y genera lucidez, generosidad y amor. La mente velada por tendencias insanas, provocadoras de tanto sufrimiento innecesario, puede despejarse y brindar lo mejor de sí misma. Solo mediante la motivación, el esfuerzo bien encaminado, la actitud y el firme propósito, puede acelerarse la evolución consciente.

A través de la meditación y otras técnicas se busca un conocimiento mucho más alto, fiable y revelador, y, sobre todo, transformativo. No hay verdadero yoga sin transformación. Y esta transformación es para obtener lo mejor de uno mismo y poderlo así compartir con las otras criaturas.

El yoga ha ido acopiando una gran cantidad de enseñanzas

y métodos a lo largo de su dilatada historia, para poder ir más allá de la consciencia semievolucionada y abordar otra forma de ver y proceder basada en la sabiduría y la compasión. Si se quiere, no es un sueño. Contamos con el legado impagable de las mentes más brillantes en el terreno del mejoramiento humano. Pero, como a menudo recuerdo en mis conferencias y talleres, todo está dicho, pero nada está hecho.

En el seno del gran río del yoga se han ido incorporando, a lo largo de milenios, las experiencias de muchos yoguis, que han aportado sus enseñanzas y revalidado los métodos que hay que experimentar por uno mismo, pues en el yoga todo debe convertirse en verificación personal y volverse uno su propio laboratorio viviente en el que indagar y experimentar. Muchos maestros nos han ido dejando su legado a través de su propia experiencia. No hay que guiarse por creencias (sean hindúes, budistas, jainas o cristianas), sino por experiencias. El Buda nos invitaba a escuchar la enseñanza, reflexionarla, ponerla en práctica y tomar aquello que nos ayudase y descartar lo que no nos ayudase. Pero para eso hay que experimentar.

El yoga es una herramienta para desarrollar paz interior y superar el sufrimiento debido a la mente ofuscada. Es a la vez una técnica de introspección, un método de autodesarrollo, una disciplina psicomental y psicosomática. Se trata, mediante su práctica y, sobre todo, la meditación, de perfeccionar esas herramientas que son nuestras funciones mentales. Pero el yoga es heterogéneo y polivalente, y por eso no resulta nada fácil explorarlo y comprenderlo. Además de lo apuntado, es una técnica de vida o arte de vivir, un modo de enfocar la existencia humana desde la visión clara y el entendimiento correcto. En el transcurso de los tiempos, parte de su sabiduría puede haber quedado sepultada, pero mucha otra sigue siendo un caudal inmenso de enseñanzas y métodos. Independiente, pues, de cualquier culto, el yoga es un método liberatorio, y al demostrar sus técnicas una alta eficacia, fueron siendo incorporadas a diversos sistemas filosófico-religiosos.

En el ámbito del yoga ha habido manifestaciones o expresiones muy diversas desde los comienzos de su historia, y a veces en lo aparente contradictorias, pues en su corriente hay incluso vestigios de la cultura espiritual de los drávidas. Desde antaño, sus procedimientos fueron utilizados por chamanes, ascetas, magos, místicos y toda suerte de buscadores de lo Inefable, más allá de tendencias monoteístas, politeístas, panteístas o ateas. Muchos yoguis surgieron al margen de la asfixiante ortodoxia del hinduismo e incluso ha habido una tradición de lo que podemos llamar «maestros extravagantes», que con sus «terapias» de choque y su estrafalaria e intencionada conducta trataban de quebrar los parámetros ordinarios de la mente de sus discípulos. El yoga siempre ha gozado de una enorme plasticidad o flexibilidad, pero ese no es motivo ni debe ser nunca causa para conducirlo a la degradación, precisamente por aquellos que nada saben de yoga, o saben muy poco, pero lo prostituyen y lo comercian. Hay que poner bajo sospecha a esos mercaderes del espíritu. Y en último lugar, uno debe trabajar sobre sí con el fin de convertirse en luz para uno mismo, y no olvidar que el verdadero maestro es el que conduce a su discípulo hasta su propio maestro interno y no el que crea dependencias ni se aprovecha de la minoría de edad emocional del discípulo.

El yoga es una enseñanza viviente. Sus enseñanzas y métodos son tan válidos hoy en día como lo fueron hace cinco mil años, pero hay que evitar caer en la tentación de solo presentar un fragmento mínimo del yoga o simplificarlo y reducirlo hasta lo más inexcusable. El campo de conocimientos y procedimientos del yoga es amplísimo, siendo su columna vertebral o eje medular el *radja-yoga* o yoga del dominio y desarrollo de la mente. Sus técnicas son para realizarlas con rigor, encontrando un tiempo para ello en nuestra ajetreada cotidianidad, pues, dado que es una manera de ser y comportarse, hay que trasladarlo, como actitud, a la vida diaria. Su objetivo más elevado es la Liberación o *moksha*, pero es también de gran efectividad para sanear las emociones y aprender a regular conscientemente los pensamientos, las palabras y los actos. No hay que renunciar a la vida de cada día, pero sí ir renunciando a la ofuscación y necedad de la mente y a los engaños que esta provoca, así como al desmesurado apego y al odio. Las técnicas están ahí, pero uno mismo tiene que desarrollarlas y perfeccionarlas, alentado por el anhelo de conseguir armonía real, paz interior y una mente libre e independiente.

Se justiprecia y valora el conocimiento intelectual o conceptual, así como la lógica y la razón bien encaminadas, pero se consideran insuficientes para captar realidades que escapan a lo aparente y que se logra con un tipo especial de percepción (yóguica) que se desencadena con la práctica. Se valora tanto el pensar correcto como el saber dejar de pensar. Para poder seguir con firmeza la senda de la autorrealización, se ponen los medios para aumentar la fuerza vital, evitando para ello su dispersión. Por eso el yoga se trata también de aprender a unificar las energías diseminadas, sabiendo administrarlas del mejor modo posible. Como me decía Babaji Sibananda tantas veces, la fuerza interior es muy importante y un yogui no debe permitirse el lujo de desperdiciarla. Si se aspira a tener un cuerpo más sano y vigoroso, es para poder practicar mejor la meditación y otras prácticas de transformación psicosomática y mental. Por ello, la disciplina es siempre necesaria y resultará más fácil cuanto más logre el practicante motivarse y remotivarse. El equilibrio desempeña un papel esencial y por eso se alienta a la alimentación, la respiración, el sueño, el descanso, el ejercicio, la mente y las emociones, así como al cultivo de relaciones sanas con uno mismo y con los demás. Hay muchas energías latentes que el yogui aprende a despertar. Y tanto el cuerpo sano como la fuerza interior se ponen al servicio de la búsqueda de la Liberación, objetivo último del yogui, que, aún de no lograrlo, sirve de inspiración para encontrar su razón de ser. Se nos señala que la emancipación está al alcance de todo el que se lo proponga y se adiestre para ello.

No hay que consumir la vida a la espera ilusoria de que aparezca el maestro iluminado. El gran maestro es la Enseñanza y esta siempre está presente. Es una lámpara que brilla dentro y fuera de uno, pero será conveniente recurrir a un instructor o profesor que pueda convertirse en nuestro amigo espiritual y nos ayude con sus conocimientos. En la medida en que el mentor ayuda a su discípulo, también él es ayudado, estableciendo así una hermosa y poderosa energía entre dos personas que caminan, codo con codo, por la senda hacia lo Inefable.

Bibliografía

Aguado, Jesús (ed.). *¿En qué estabas pensando? Antología de poesía devocional de la India*. Fondo de Cultura Económica, Madrid, 2017.

Bhagavad Gita. Editorial Edaf, Madrid, 1996.

Bernard, Theos. *El camino práctico del yoga*. La Pléyade, Buenos Aires, 1972.

Brosse, Therese. *Conciencia y energía*. Taurus, Madrid, 1983.

—. *Hatha-yoga*. Ela, Madrid, 2019.

Calle, Ramiro. *Conversaciones con yoguis*. Editorial Kairós, Barcelona, 2010.

—. *Cien técnicas de Meditación*. Editorial Kairós, Barcelona, 2018.

—. *Autobiografía espiritual*. Editorial Kairós, Barcelona, 2012.

Deshpanhe, P.Y. *El auténtico yoga*. Kier, Buenos Aires, 1982.

Dhammapada. Editorial Edaf, Madrid, 1995.

Eliade, Mircea. *El yoga, inmortalidad y libertad*. Fondo de Cultura Económica, México, 1991.

—. *Técnicas de yoga*. Editorial Kairós, Barcelona, 2000.

—. *Patanjali y el yoga*. Ediciones Paidós Orientalia, Barcelona, 1997.

Evans-Wentz W. Y. *Yoga tibetano y doctrinas secretas*. Kier, Buenos Aires, 1978.

Evola, Julius. *El yoga tántrico*. Editorial Edaf, Madrid, 1991.

Godel, Roger. *Ensayos sobre la experiencia liberadora*. Hachette, Buenos Aires, 1955.

Maharshi, Ramana. *Enseñanzas espirituales*. Editorial Kairós, Barcelona, 1972.

Pániker, Agustín. *El jainismo*. Editorial Kairós, Barcelona.

Reymond, Lizelle. *La vida en la vida*. Hachette, Buenos Aires, 1973.

Shankaracharya, *Viveka-Suda-Mani*. Sirio, Málaga, 1988.

Souto, Alicia. *Los orígenes del hatha-yoga*. ELA, Madrid, 2009.

Swami Muktananda. *El secreto de los siddhas, 1980*.

Swami Nityabodhananda. *Actualidad de las Upanishads*, Editorial Kairós, Barcelona, 1985.

Tola, Fernando, y Carmen Dragonetti. *Filosofía de la India*. Editorial Kairós, Barcelona, 2010.

Tucci, Giuseppe. *La filosofía hindú*. Editorial Luis Miracle, Barcelona, 1974.

Varenne, Jean. *El yoga y la tradición hindú*. Plaza y Janés, Barcelona, 1975.

—. *El tantrismo y la sexualidad sagrada*. Editorial Kairós, Barcelona, 1985.

Von Glasenapp, H. *La filosofía de los hindúes*. Seix Barral, Barcelona. 1997.

Yoga Vashishtha. Etnos, Madrid, 1995.

Zimmer, H. *Filosofías de la India*. Eudeba, Buenos Aires, 1965.

—. *Yoga y budismo*. Editorial Kairós, Barcelona, 1998.